Ekel ist okay

AF286370

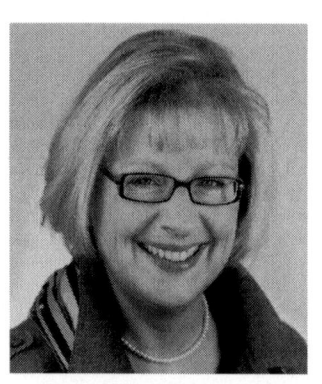

Hiltrud Krey, geb. 1965 ist im Erstberuf Krankenschwester und studierte zur Jahrtausendwende Pflegewissenschaften und Naturwissenschaften in der Pflege an der Universität Bremen. Seit 2006 ist sie Studienrätin im beruflichen Gymnasium und der Berufsbildenden Schule. Im Jahr 2010 wurde Hiltrud Krey mit dem Deutschen Lehrerpreis ausgezeichnet. Sie legte 2017 die ausgezeichnete Masterklausur „Die Bedeutung von Empathie und Objektivität für die Qualitätsentwicklung im Bildungssektor" am Distance and Independent Studies Center (DISC) der TU Kaiserlautern im Fernstudiengang „Schulmanagement" vor und ist seit Februar 2021 Lernmaster für Selbstorganisiertes Lernen (SOL-Institut von Martin Herold in Pliezhausen).

Hiltrud Krey

Ekel ist okay

Ein Lern- und Lehrbuch zum Umgang mit
Emotionen in Pflegeausbildung und Pflegealltag

Mabuse-Verlag
Frankfurt am Main

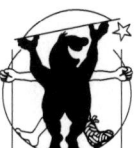

Bibliografische Information der Deutschen Nationalbibliothek

Die Deutsche Nationalbibliothek verzeichnet diese Publikation in der Deutschen Nationalbibliografie; detaillierte bibliografische Angaben sind im Internet unter http://dnb.d-nb.de abrufbar.

Informationen zu unserem gesamten Programm, unseren AutorInnen und zum Verlag finden Sie unter: www.mabuse-verlag.de.

Wenn Sie unseren Newsletter zu aktuellen Neuerscheinungen und anderen Neuigkeiten abonnieren möchten, schicken Sie einfach eine E-Mail mit dem Vermerk „Newsletter" an: online@mabuse-verlag.de.

3. Auflage 2021
© 2015 Mabuse-Verlag GmbH
Kasseler Str. 1 a
60486 Frankfurt am Main
Tel.:   069 – 70 79 96-13
Fax: 069 – 70 41 52
verlag@mabuse-verlag.de
www.mabuse-verlag.de
www.facebook.com/mabuseverlag

Umschlaggestaltung: Marion Ullrich, Frankfurt am Main
Umschlagfoto: © plainpicture/PhotoAlto
Satz: Björn Bordon/MetaLexis, Niedernhausen

Druck: SOL Service GmbH, Schrobenhausen
ISBN: 978-3-86321-232-2
Printed in Germany
Alle Rechte vorbehalten

Inhaltsverzeichnis

Geleitwort

Wer Pflegende ausbildet, sieht sich vor große Herausforderungen gestellt. Es geht in der Berufsvorbereitung nicht nur um eine Aneignung von Kenntnissen und instrumentellen Fähigkeiten, sondern ebenso um die Heranreifung von Emotionen und Gefühlen der Auszubildenden. Die Entwicklung zur ausgeglichenen Persönlichkeit, das heißt zu einer einfühlsamen und kompetenten Pflegenden verläuft nun einmal nicht über Textbücher, sondern gestaltet sich in der sensiblen Begleitung der Auszubildende durch kommunikative und pädagogisch unterstützende Pflege- DozentInnen, Personen, die mit Interesse die Kompetenzentwicklung ihrer Schülerinnen und Schüler beobachten und fördern.

Die Pflegepraxis zeigt uns jedoch, dass das pädagogische Prinzip der Persönlichkeitsentwicklung der zukünftigen Pflegenden leider weniger Aufmerksamkeit gewidmet wird als es verdient. Der Schwerpunkt der Ausbildung liegt manchmal stärker auf einer funktionellen Fachausbildung als auf der Berufsvorbereitung der Pflegenden, einerseits weil Pflege- DozentInnen sich das Umgehen mit Emotionen und Gefühlen wenig zutrauen, andererseits weil in ihrer eigenen Ausbildung „berufliche Distanz" mit der Unterdrückung von eigenen Gefühlen interpretierten und damit die interpersonale Kommunikation zwischen Pflegenden und Patienten blockierten.

Krey hat den mutigen Schritt getan, das bisher zu wenig thematisierte Konzept der Emotionsregulierung anzusprechen. Sie fasste dazu ein absolutes Tabuthema an, nämlich den Begriff „Ekel". Basierend auf langjähriger klinischer Erfahrung, Literaturforschung und persönlicher Befragung in der klinischen Pflege wurde versucht, den Begriff „Ekel" zu „demontieren". In ihrer Forschung wurde klar, dass negative Gefühlserlebnisse in der Pflege eigentlich kaum angesprochen werden und dass von den Auszubildenden erwartet wird, selbst mit Emotionen zurecht zu kommen. Ekel ist ein Begriff, der sich typisch über sensorische Erfahrungen manifestiert, in dem was wir sehen, riechen, schmecken, hören und berühren. Ekel hat physische, psychische und interaktive Dimensionen, die die Pflegende im Kontakt mit Patienten mit Beeinträchtigungen kennen lernt und die ihr bewusst werden. Ekelerfahrungen können negative Gefühle hervorrufen, wenn es keine Möglichkeit gibt, sich darüber auszusprechen und in beruflichen Teambesprechungen die Ursache und Wirkung dieses Ekel- Phänomens und seine Effekte zu verarbeiten. Begriffe wie Ekel „aushalten", den Stress „bewältigen", die Erfahrung „verdrängen" verneinen die Gefühlsarbeit, die mit dem instrumentellen Aspekt des Handelns verbunden ist.

Durch transkribierte Interviews beschreibt Krey die Ekelerfahrungen von den Probanden, manchmal als ergreifende Geschichten, welche die Komplexität der holistischen Pflege in vielerlei Dimensionen darstellen. Die Synthese ihrer Arbeit wird über ein Modell gestaltet, worin die Autorin eine Skala mit zwei Schwerpunkten entwickelt, einerseits die Belastung und andererseits die Ressourcen der Auszubildenden und Pflegenden.

Die Belastungen und Ressourcen werden von organisatorischen Strukturen, gesellschaftlichen Rahmenbedingungen und interpersonellen Faktoren beeinflusst. Einerseits Faktoren wie Tabuisierung von Emotionen und mangelndes Verständnis für Pflegende, andererseits eine Gefühlskultur auf den Stationen fördern und pflegerische Berufsarbeit anerkennen, bestimmen, ob die Ekelschwelle im Gleichgewicht bleibt oder zur positiven oder negativen Seite durchschlägt. In den damit verbundenen negativen Erfahrungen wird es zu persönlichen Folgen für die praktizierende Auszubildende/Pflegende führen.

Krey hält ein Plädoyer, um in der Ausbildung und der klinischen Praxis der Schülerinnen und Schüler der Gefühlsarbeit von Anfang an einen Schwerpunkt zu verleihen und darauf zu achten, dass Emotionen und Erfahrungen irgendwo „ventiliert" werden können, während einer Supervision, einer Teambesprechung, einer Beratung. Dieses Buch appelliert an einen essentiellen Aspekt der Berufsausbildung, nämlich der Entwicklung eines beruflichen Selbstbildes, das es der Pflegenden in einer therapeutischen Beziehung ermöglicht, als ausgeglichene Persönlichkeit in der Pflege und in sozialen Kontakten positive und negative Emotionen zu steuern.

Aus dieser Arbeit lässt sich eine neue Hypothese formulieren: Gibt es einen Unterschied in Ekelerfahrung zwischen Auszubildenden einer Fachausbildung mit dem Schwerpunkt auf instrumentelle Handlungskompetenzen und Studierende eines Berufsstudiums mit Schwerpunkt auf integrative und allumfassende („comprehensive") Pflege? Eine Folgestudie dieser explorativen Forschung würde lohnen, um diese wichtigen pflegewissenschaftlichen Beiträge weiter zu untermauern. Gerne empfehle ich „Ekel ist okay" als Pflichtliteratur jeder Pflegeausbildung an!

Prof. Dr. Hanneke van Maanen
Januar, 2003

1. Einleitung

Seit einigen Jahren gibt es einen zunehmenden Dialog über die psychosozialen Aspekte in der Pflege. Immer häufiger werden die Gefühle, die persönlichen Einstellungen und die beruflichen Haltungen von Pflegenden thematisiert. In dem vorliegenden Buch wird die Möglichkeit einer „Emotionsregulierung" in der Pflege diskutiert, „Emotionsregulierung" im Sinne eines Ausgleichs zwischen tatsächlich empfundenen und sozial erwünschten Gefühlen. Hierzu wurde eine Interviewstudie zum Thema „Ekelempfinden" mit Pflegeschülerinnen durchgeführt.

Da das Ekelgefühl in der Pflege zu den tabuisierten Empfindungen zählt und es als unangemessen gilt, darüber (in konstruktiver Weise) zu sprechen, kann bei den Auszubildenden, sicher aber auch bei den Praktikerinnen eine große Unsicherheit im Umgang mit negativen Gefühlen vermutet werden. In der pflegerischen Arbeit kann das Durchbrechen gesellschaftlicher Tabubereiche, der wiederkehrende Kontakt mit Leid, schwersten Erkrankungen, menschlichen Nöten und dem Tod, für Pflegeschülerinnen[1] und Pflegende eine starke emotionale Belastung bedeuten. Gerade die negativen Empfindungen, die bei der körpernahen Arbeit und in der Interaktion mit Patientinnen und Bewohnerinnen ausgelöst werden, wecken bei den Auszubildenden häufig Ratlosigkeit und Selbstzweifel.

Um jedoch an diesem Punkt nicht stehen zu bleiben, sondern neue Wege zu beschreiten, die es ermöglichen, die emotionalen Belastungen zu erkennen und zu bearbeiten, geht diese Veröffentlichung über die zugrunde liegende Diplomarbeit hinaus. Das Buch soll als Lern- und Lehrbuch für Pflegeschülerinnen und für Pflegende in der beruflichen Praxis eine Hilfestellung bieten, die unangenehmen Empfindungen aus

---

1 In dieser Arbeit wird vorwiegend die weibliche Form in der Schreibweise benutzt, da es sich bei den angesprochenen Personen (Auszubildende der Pflegeberufe) mehrheitlich und bei den Teilnehmenden in den dargestellten Interviews ausschließlich um Frauen handelt.

verschiedenen sachlichen Positionen zu betrachten, um so einerseits die Tabuisierung zu überwinden und andererseits persönlich akzeptable Lösungswege zu entwickeln, die der eigenen Emotionslage Rechnung tragen. Bezogen auf dieses Thema hat die Autorin einen eigenen Erfahrungshintergrund, da sie selbst in verschiedenen Bereichen der Pflege als Krankenschwester gearbeitet hat. Während ihrer Ausbildungszeit war der Autorin ihr eigenes Ekelempfinden sehr oft peinlich. Sie empfand Scham, wenn die Kolleginnen keine ähnlichen Reaktionen in vergleichbaren Situationen zeigten. So nahm sie an, dass sie die Einzige sei, die sich ekelte und die Kolleginnen sehr viel besser als sie selbst mit unangenehmen Situationen umgehen konnten. Weiterhin glaubte sie, dass das Ekelempfinden ihrerseits eine unangemessene Fehlreaktion sei, die es schnellst möglichst auszuschalten galt. Sie versuchte daher, ihre Ekel- und Peinlichkeitsgefühle vor den anderen, Patientinnen wie Kolleginnen, zu verbergen. In den entsprechenden Situationen arbeitete sie besonders routiniert, fast mechanisch und zügig, „um schnell fertig zu werden". Im Nachhinein wurde ihr klar, dass sie Schuldgefühle entwickelte, da sie glaubte, keinen Ekel empfinden zu dürfen, ihn jedoch empfand.

Rückblickend auf ihre eigene Erfahrung geht sie davon aus, dass Schülerinnen in der Pflege und Pflegepraktikerinnen sich ihre negativen Gefühle nicht bewusst machen und daher nicht für sich klären, wie und warum es zu diesen Gefühlen kommt. Da es allgemein in der Pflege als unangemessen gilt, nutzbringend über Gefühle bei der Arbeit zu sprechen, besteht die berechtigte Vermutung, dass es durch eine mangelnde Auseinandersetzung mit dem Thema, zu inneren Konflikten bei den Pflegenden kommt, und unter Umständen die Berufswahl in Frage gestellt wird.

Das Ziel der Interviewstudie im Sommer 2001 war es, herauszufinden, welche Rolle das Ekelempfinden im heutigen Berufsalltag spielt. Die Einstellungen, Empfindungen und beruflichen Haltungen der Pflegeschülerinnen im Umgang mit Patientinnen und Bewohnerinnen sowie im Umgang mit gefühlsbelasteten Situationen sollten bewusst gemacht werden, um eine Beeinträchtigung der Interaktion zu reduzieren.

Gleiches möchte jetzt auch diese Veröffentlichung erreichen: Die Einstellungen, Empfindungen und die beruflichen Haltungen den Pflegenden bewusst machen, indem sie sich mit der Thematik auseinander setzen. Schließlich hat Sie, liebe Leserin ja irgendetwas dazu bewogen, dieses Werk zu lesen: Ist Ekel okay oder nicht? Darf man Ekel verspüren, darf man ihn sogar zeigen? Welche Begebenheiten in Ihrem Berufsleben oder auch im privaten Umfeld haben Sie geleitet, diesem Werk Aufmerksamkeit zu schenken?

Es ist die Absicht der Verfasserin, mit Hilfe von Theoriebeschreibungen, der Darstellung der Studie aus dem Sommer 2001 und dem Entwurf eines Unterrichtskonzeptes zu klären, welche Konsequenzen Ekelempfindungen auf die Tätigkeiten der Pflegenden haben können und welche Hilfestellungen es geben kann. Ebenso soll gezeigt werden, welche anderen negativen Empfindungen neben dem Ekel erlebt werden, wie negative Empfindungen bearbeitet werden können und wie die Pflegenden negative Gefühle nicht mehr als einen persönlichen Mangel erleben müssen.

Das Systemmodell von Betty Neuman, das im Kapitel 5 erläutert wird und der Erfahrungsbezogene Unterricht nach den Konzept von Ingo Scheller bilden die theoretische Basis für den Entwurf einer Unterrichtseinheit, in der die Möglichkeiten zur Bearbeitung des Tabuthemas „Ekel" in der Pflegeausbildung aufgezeigt werden.

Vor diesem Hintergrund gliedert sich die Veröffentlichung wie folgt: Nach dem Geleitwort und der Einleitung wird im 2. Kapitel der Bedeutung von Gefühlen, Emotionsregulierung und Ekel aus pflegewissenschaftlicher, soziologischer, psychologischer und biologischer Sicht nachgegangen. Nach einer detaillierten Klärung der Begriffe werden anschließend im 3. Kapitel die Fragestellung der zugrundeliegenden Diplomarbeit sowie das Ziel der Untersuchung vom Sommer 2001 präzisiert und die Ergebnisse der Interviewstudie dargestellt. Diese Resultate werden, gemeinsam mit den Ergebnissen der Literaturrecherche im 4. Kapitel zusammengefasst und diskutiert. Im anschließenden 5. Kapitel wird das Systemmodell von Betty Neuman in seiner Bedeutung für das

Thema der Emotionsregulierung erläutert. Gemeinsam mit den wesentlichen Grundlagen des erfahrungsbezogenen Unterrichts nach Ingo Scheller werden die Ausgangspunkte des szenischen Spiels im 6. Kapitel in ein Unterrichtskonzept überführt, das die Einstellungen, Empfindungen und die beruflichen Haltungen von Pflegenden bewusst machen möchte. Damit wird ein Weg geöffnet, wieder Kontakt zu den eigenen Emotionen zu erlangen und so künftig negative Gefühle in der Ausbildung und Pflegepraxis angemessener zu thematisieren.

Der Interaktionsprozess zwischen Patientinnen beziehungsweise Bewohnerinnen und Pflegende kann für beide Seiten respekt- und würdevoller gestaltet werden, wenn eine „gesunde" Auseinandersetzung mit gefühlsbelasteten Situationen möglich wird.

2. Das Phänomen des Gefühls

Ein Leben ohne Gefühle ist kaum vorstellbar, auch wenn sie gelegentlich als irritierend empfunden werden. In Untersuchungen[2] zu den Belastungen in ihrem Beruf, werden von Pflegenden immer wieder Gefühle benannt. Aus der eigenen Erfahrung ist bekannt, dass Emotionen von Pflegenden häufig als Störfaktoren empfunden werden, die den Arbeitsablauf behindern und dadurch lästig sind. Sie werden als ein zu kontrollierendes Ärgernis aufgefasst, was dementsprechend eher als unerwünscht gilt.

Zur Klärung der Bedeutung von „Gefühl" und „Ekel" in der Pflegeausbildung und Pflegepraxis wird in diesem Kapitel auf neuere Ansätze in den Gebieten „Gefühlsarbeit", „Gefühlsmanagement" und „Gefühlsregulierung" zurückgegriffen, die im kommenden Abschnitt vorgestellt werden.

2.1. Gefühlsarbeit, Gefühlsmanagement, Gefühlsregulierung

Die Bedeutung von Gefühlen kann aus unterschiedlichsten Perspektiven diskutiert werden. Im Folgenden werden im Rahmen der Blickwinkel von Pflegewissenschaft, Soziologie, Philosophie, Psychologie und Physiologie die Begriffe „Gefühle", „Gefühlsarbeit" und „Ekel" sorgfältig beleuchtet.

2.1.1. Patricia Benner und Judith Wrubel: Gefühle als körperliche Intelligenz

Die Bedeutung von Gefühlen wird in der Pflegeliteratur von Benner und Wrubel (1997) in ihrem Werk: „Pflege, Streß und Bewältigung" verdeutlicht. Sie beschreiben, dass Emotionen qualitative Inhalte besitzen. „Sie sind die Sprache der körperlichen Intelligenz und verbinden die Person mit der gelebten Situation. Emotionen gewinnen dadurch einen

---

2 Vgl. Pines (1985), Paseka (1991), Sowinski (1991) , Overlander (1996)

positiven Stellenwert, weil sie nicht länger als Störung bzw. hinderlicher Verlust von Rationalität oder Objektivität gesehen werden. (...) Emotionen können auf die ihnen innewohnenden richtunggebenden Hinweise hin untersucht werden. Auch wenn eine bestimmte Emotion unerwünscht ist oder als störend empfunden wird und die Person eine Linderung des betreffenden Gefühls anstrebt, ist es gerade die Fähigkeit zur Emotion, die eine Bewältigung (z. B. Linderung, Distanzierung, Leugnung) des unerwünschten Gefühls möglich macht."(1997, S. 125)

„Gefühle befähigen die Person, Bedeutungen und persönliche Anliegen auszuleben. Sie schaffen erst die Bindung zur Welt und sind daher eine wichtige Voraussetzung unserer Möglichkeiten."(1997, S. 206)

Benner und Wrubel beklagen den Formalismus unserer Welt, der für die Kraft der Gefühle keinen Raum lässt. „Die Gefühle haben eine ‚schlechte Presse‘, weil sie als Bedrohung von Rationalität, Kontrolle und Selbstbeherrschung verstanden werden." (1997, S. 206) Benner und Wrubel stellen in Anlehnung an Hochschild (1983/1990) fest, dass in der modernen, technologischen Sichtweise die Gefühle zu einem „Ding" werden, das als zu managen und als zu kontrollieren gilt. Die Gefühle werden in der Interaktion zu einer instrumentalisierten Ware. Die Person verliert den Kontakt zur Bedeutung und wegweisenden Funktion ihrer Gefühle. Dadurch kommt es zu einer Beeinträchtigung der Fähigkeit, die eigenen Gefühle und die Gefühle anderer zu verstehen und angemessen darauf zu reagieren. „Negative Gefühle anzuerkennen, braucht nicht zu ungerechtfertigten Aktionen führen. Vielmehr kann diese Anerkennung zu vielfältigen Möglichkeiten des persönlichen Ausdrucks und des Handelns führen." (1997, S. 206)

„Die Überwindung einer instrumentellen Beziehung zu den eigenen Emotionen erlaubt der Person, sich an Gefühle, Gedanken und Handlungen zu halten, die ihr Wohlbefinden fördern. Negative Emotionen – wenn sie nicht geleugnet oder vermieden, sondern offen anerkannt und verstanden werden – können der Person aufzeigen, welche Situationen, Beziehungen und Bedeutungen bei ihr Angst, Schädigung und Bedrohung verursachen. (...) Sich darauf zu konzentrieren, welchen Inhalt das Gefühl hat, und zu verstehen, worauf es hinweist, ermöglicht Entscheidungsfreiheit und persönliches Wachstum." (1997, S. 207) Benner und Wrubel machen deutlich, dass jene, die ihre Gefühle kontrollieren, indem sie sie ignorieren, leugnen oder vermeiden, den Gefühlen womöglich umso mehr Macht verleiht. Werden Gefühle jedoch anerkannt, stellen sie keine Bedrohung mehr dar, die es zu bewältigen gilt.

2.1.2. Arlie Russel Hochschild: Tauschwertcharakter von Gefühlen

Ihre Überlegungen, dass Gefühle in der Interaktion zu einer instrumentellen Ware werden, haben Benner und Wrubel bei Hochschild (1983/1990) aus dem Buch „Das gekaufte Herz" entlehnt. Hochschild arbeitet in ihrer Veröffentlichung eine eindeutige Definition der Begriffe „Gefühlsarbeit" (emotional labor) und „Gefühlsmanagement" (emotion management) heraus. Sie benutzt den Ausdruck Gefühlsarbeit „im Sinne eines Managements der Gefühle, das darauf bedacht ist, einen öffentlich sichtbaren Körper- und Gesichtsausdruck herzustellen; Gefühlsarbeit wird gegen Lohn verkauft und besitzt daher Tauschwertcharakter. Der Ausdruck Gefühlsmanagement bezieht sich auf dieselben Handlungen der Gefühlsbeeinflussung wie im privaten Bereich, in dem ihnen ein Gebrauchswertcharakter zukommt."(1983/1990, S. 30) Hochschild macht deutlich, dass im öffentlichen Leben die Gefühle der Individuen durch Institutionen gesteuert werden. „Institutionen organisieren und arrangieren ihre Vorderansichten. Sie lenken unsere Art der Wahrnehmung und beeinflussen, was wir spontan empfinden sollen." (1983/1990, S. 68)

Hochschild stellt in ihrer Arbeit die Emotionsexpression „Lächeln" als ein Kapital, welches künstlich erzeugt wird, dem wirklichen, dem menschlichen Lächeln, einer privaten Ressource gegenüber. Sie weist nach, dass das sogenannte „Arbeitslächeln" eine Dienstleistung bedeutet, die eine Entfremdung vom persönlichen, privaten Lächeln beinhaltet. Diese Dienstleitung „Arbeitslächeln" ist ein Teil des Dienstleisters, das Produkt der Arbeit mit Menschen ist hier eine psychische Verfas-

sung. Der gesamte Arbeitsumfang von dienstleistenden Personen ist daher in drei Gruppen zu unterscheiden:
- Körperliche Arbeit
- Geistige Arbeit
- Gefühlsarbeit

Die Gefühlsarbeit ist nach Hochschild in zwei unterschiedliche Formen zu gliedern, dem sogenannten Oberflächenhandeln und dem inneren Handeln. Beim Oberflächenhandeln ist der Körper – nicht die Seele – das Werkzeug, um ein gewünschtes Erscheinungsbild zu erzeugen. Oberflächenhandeln ist eher effektvoll als nachhaltig. Die Form ist fesselnder als der Inhalt und beeindruckt Augen und Ohren mehr als die Seele.

Im Falle des inneren Handelns werden wiederum zwei Arten unterschieden: die eine ist spontan, spricht das Gefühl direkt an, ist ursprünglich und „echt". Die zweite Form des inneren Handelns greift auf erlernte Vorstellungen zurück, um ein gewünschtes, für richtig erachtetes Gefühl zu *erzeugen*. Durch die Uminterpretation einer Situation und einer gleichzeitigen Veränderung der inneren Empfindung wird ein Gefühlsausdruck *hergestellt*. Es handelt sich dabei um einen Arbeitsvorgang, um einen Willensakt der Aktivierung oder Deaktivierung von bereits erlebten Gefühlszuständen aus dem Gefühlsgedächtnis.

Diese Auffassung setzt, so Hochschild, voraus, dass man das Gefühlsgedächtnis als einen Besitz empfindet, den man hat, wo Gefühle zu Objekten werden, die für ein erstrebenswertes Ziel eingesetzt werden können. So lassen das Agieren an der Oberfläche und das Tiefenhandeln sowohl im kommerziellen Bereich wie im Privatleben das Gesicht und die Gefühle eines Menschen zu einer Ressource, einer finanziellen Quelle werden.

2.1.3. Norbert Elias: Kontrolle der Gefühle aus Rücksicht auf andere

In der deutschsprachigen Literatur findet sich im Bereich der Soziologie das Werk von Elias „Über den Prozess der Zivilisation" (1976). Elias formulierte darin die Entdeckung, dass die Gesellschaft nicht nur das

Denken und Handeln ihrer Mitglieder beeinflusst, sondern zudem deren Gefühle bis ins kleinste Detail von Lust- und Unlusterregungen mitbestimmt. Seine Ausführungen sind grundlegend für das Verständnis der Begriffe „Gefühlsarbeit" und „Gefühlsmanagement".

In seiner Prozessbeschreibung vom „Fremdzwang" zum „Selbstzwang", der Entwicklung der Selbstdisziplinierung, stellt Elias die Ausdifferenzierung der sozialen Funktionen von Gefühlsregeln dar, die sich sowohl auf die Regulierung der eigenen Gefühle, als auch auf die Rücksichtnahme auf Gefühle anderer bezieht.

Die wirtschaftlichen, politischen und kulturellen Verflechtungen von immer mehr Menschen erhöhen die Abhängigkeiten des Einzelnen vom Anderen enorm. So wird der Einzelne gezwungen, sein Verhalten immer differenzierter, immer gleichmäßiger und stabiler zu regulieren. Die Gefühle sind laut Elias gleichzeitig biologisch angelegt und werden durch das Ineinandergreifen sozialer und individueller Strukturen der Gefühlskontrolle gesellschaftlich erzeugt.

Von besonderer Bedeutung an dem Werk Elias´ ist die Feststellung, dass durch das Schonen der Gefühle anderer zwar zwischenmenschliche Konflikte vermieden werden können, dies aber um den Preis, stärkerer intrapsychischer Spannungen. Beide, die Auslösung von Gefühlen, wie auch die intrapsychischen Mechanismen zur Gefühlskontrolle, sind ebenso sozial wie kulturell geprägt.

2.1.4. Jürgen Gerhards: Emotionsarbeit als institutionalisierte Erwartung

Auch Gerhards beschreibt 1988 in seinem Aufsatz „Zur Kommerzialisierung von Gefühlen" Gefühlsarbeit, die er allerdings Emotionsarbeit nennt, als zwei technische Varianten im Umgang mit dem Gefühlsausdruck, die zum einen die Änderung des Emotionsausdrucks (Oberflächenhandeln) und zum anderen die Änderung der emotionalen Befindlichkeit (inneres Handeln) zum Ziel hat.

Eine breitere Definition des Wortes Emotionsmanagement bezieht sich bei Jürgen Gerhards auf die Modulation von Gefühlen. Auf (a)

Organismusebene werden die Gefühle durch physiologisch wirksame Stoffe, auf (b) kognitiver Ebene durch beispielsweise autogenes Training und auf (c) psychischer Ebene durch die Psychoanalyse moduliert. Der Effekt, der dabei entsteht, ist eine Wiederbelebung emotionaler Prozesse, die ungelöst sind. Der Gebrauchswertcharakter, wie bei Hochschild dargelegt, wird dann auf der (d) sozialen Ebene deutlich, wo durch die Modulation der Gefühle, in Abhängigkeit von Macht und anderen Ressourcen, unangenehme Situationen vermieden werden können. Möglich ist auch eine kognitive Uminterpretation sozialer Verhältnisse, um eine Umbewertung der Situation zu erzeugen. „Emotionsarbeit meint den Versuch des Handelnden, in Antizipation und Kenntnis der Regeln des Fühlens das eigene Empfinden und den Ausdruck von Gefühlen den geltenden Regeln des Fühlens anzupassen." (1988, S. 52)

Eine Unterscheidung der Worte Gefühl und Emotion wird von Gerhards nicht vorgenommen, er benutzt die beiden Begriffe im Gegenteil synonym.

Weiterhin formuliert er sogenannte Gefühls- oder Emotionsregeln, die eine Definition des richtigen Fühlens und des Ausdrucks von Emotionen umfassen, die extern, nach Profitkriterien gesetzt werden.[3] Emotionsarbeit wird so zu einer institutionalisierten Erwartung, der von der Ökonomie definierten Emotionsregeln gerecht zu werden. Die möglichen Diskrepanzen mit der eigenen Befindlichkeit sind individuell abzuarbeiten, was Gerhards als Kommerzialisierung des Emotionalen bezeichnet (1988, S. 54). Damit folgt Emotionsarbeit laut Gerhards der Logik der Ökonomie. Durch institutionalisierte Erwartungen, besonders im Bereich personenorientierter Arbeit, werden so Berufsrollen mitdefiniert.

Des Weiteren vermutet Gerhards bei Frauen eine typische Haltung der Fürsorge und Verantwortung als ein Ergebnis ihrer Sozialisation. „Die Konzentration auf die Bedürfnisse der anderen, verbunden mit einer dauerhaften Selbstbeschränkung, die Orientierung der eigenen

---

3 Vgl. Hochschild, Arlie Russel (1983/1990), S. 66 ff.

Befindlichkeit an den Gefühlsregeln, die von anderen gesetzt werden, und die Forderung, sich in diesen per Emotionsarbeit unter Vermeidung von Konflikten anzupassen, sind aber genau die Kriterien, die Berufe auszeichnen in denen Emotionsarbeit erforderlich ist." (1988, S. 58) Seiner Meinung nach bringen Frauen ein typisch weibliches Arbeitsvermögen mit, bei dem auf lebensweltlich ausgebildete Ressourcen zurückgegriffen werden kann.

Mit dieser Haltung entspricht Gerhards der Meinung der breiten Öffentlichkeit, was jedoch Gefahren birgt. Hochschild (1983/1990) macht deutlich, dass diese alltägliche Annahme dazu führt, dass es bei gleichzeitiger Berücksichtigung eines niedrigeren Status' dank der Geschlechtszugehörigkeit von Frauen, in der Folge zu Fehlinterpretationen kommt: „Man glaubt, dass Frauen emotionaler sind, und dieser Glaube bedingt die Abwertung der Gefühle. Das bedeutet, dass Gefühle von Frauen nicht als Reaktion auf wirkliche Ereignisse, sondern als Reflex ihrer Emotionalität verstanden werden." (1983/1990, S. 143)

„Man erwartet von Frauen, dass sie den Unmut besser „verkraften", und sieht es als ihre Aufgabe an, den Ärger zu schlucken anstatt ihn zurückzuweisen." (1983/1990, S. 143) „Die den Frauen unterstellte „höhere Toleranz gegenüber Angriffen und Verletzungen" hatte die doppelte Konsequenz, dass sie derartigen Angriffen vermehrt ausgesetzt waren, ihnen zugleich aber im Zuge ihrer Respektbezeugungsarbeit weniger Mittel zur Gegenwehr blieben." (1983/1990, S. 149)

Letztlich führt dies alles dazu, dass die Empfindungs- und Wahrnehmungsweisen von Frauen diskriminiert werden. Die Glaubwürdigkeit der Gefühle von Frauen wird in Frage gestellt und Frauen glauben unter dem Eindruck dieser alltäglichen Auffassungen selbst, dass ihre Gefühle unwichtig, nachrangig, unpassend und sie selbst zu empfindlich seien.

In der Orientierung an Gefühlserwartungen, die Institutionen an Berufsrollen stellen, versuchen Frauen, ihre Gefühlsglaubwürdigkeit wieder herzustellen. Das Interesse der Institutionen und die Erwartungen der Gesellschaft werden in den Mittelpunkt gestellt und die eigenen Gefühle nötigenfalls uminterpretiert. So verlieren die Frauen die Verbindung zu ihren eigenen Gefühlen und ein „Ausgebranntsein" kann die Folge sein. (1983/1990, S. 154)

2.1.5. Wolfgang Dunkel: Gefühlsarbeit als fachliche Qualifikation

Dunkel stellt in seinem Artikel „Wenn Gefühle zum Arbeitsgegenstand werden" fest, dass das Phänomen des menschlichen Faktors, die persönliche Dimension offenbar ökonomische Beziehungen durchkreuzt. „Wird die Dienstleistungsbeziehung als ein zweckrational strukturiertes und auf ihre sachliche Funktion hin zu analysierendes Verhältnis zwischen Leistungsgeber und Leistungsnehmer verstanden, dann können Gefühle lediglich als störende intervenierende Variablen thematisiert werden, die die Analyse im Grunde nur erschweren." (1988, S. 66) „Weder Leistungsgeber noch -nehmer verhalten sich nur zweckrational und sachbezogen." (1988, S. 67) Da aber Gefühle für den Verlauf von Interaktionen, auch für Dienstleistungsbeziehungen konstitutiv sind, thematisiert Dunkel den Umgang mit Gefühlen als fachliche Qualifikation. Seine Definition von Gefühlsarbeit beinhaltet die Arbeitsanteile personenbezogener Dienstleistungen, „die von der Arbeitskraft gemäß ihrer beruflich- fachlichen Aufgabenstellung geleistet werden **müssen** [Hervorhebung von Dunkel]." (1988, ebd.)

Seine Operationalisierung von Gefühlsarbeit umfasst drei Dimensionen, die helfen sollen, die emotionale Dimension personenbezogener Dienstleistungen analysierbar zu machen und ihre Bedeutung für die Arbeitskraft und für den Betrieb zu veranschaulichen: (1988, S. 67)

- Gefühl als Gegenstand - Arbeit an den Gefühlen anderer: In dieser Dimension verfolgt der Gefühlsarbeiter durch Selbstdarstellung das Ziel, die Gefühle seines Interaktionspartners zweckbestimmt zu beeinflussen. Dies bedeutet eine profitrelevante Instrumentalisierung einer Interaktion, eines emotional relevanten Rituals, wie Wolfgang Dunkel es nennt, wo die menschliche Expressivität zur lebendigen Arbeit wird.

– Gefühl als Mittel: Empathische Fähigkeiten, improvisierendes Vorgehen und Nutzung von emotionalem Erfahrungswissen, also eher nicht formalisierbare Arbeit wirken auf den Arbeitsgegenstand *emotionale Befindlichkeit* der Interaktionspartner innerhalb einer emotionalen Interaktion.[4]

– Gefühl als Bedingung - Arbeit an den eigenen Gefühlen: In Anlehnung an Hochschild beschreibt Dunkel eine notwendige emotionale Selbstkontrolle, um eine Interaktion, ein herzustellendes Ritual, zu ermöglichen. Durch den reflexiven Bezug auf die eigene emotionale Befindlichkeit wird es dem Gefühlsarbeitenden möglich, Gefühlsregeln einzuhalten und emotionale Belastungen zu verarbeiten. Die Möglichkeit einer Gefühlsregulation wird hier deutlich benannt.

Nach Dunkel bedeutet die Verschränkung von emotionaler und sachlicher Ebene für viele personenbezogene Dienstleistungen ein zentrales Charakteristikum. Seinen Ausführungen nach sehen Strauss u. a. (1980) in ihrem Artikel „Gefühlsarbeit" die emotionale Dimension nicht als Störfaktor, sondern die emotionale Dimension unterstützt die sachliche Dimension der Arbeit. Dunkel macht seine eigene Position an dieser Stelle zu der Frage: Sind Gefühle störend oder unterstützend? nicht deutlich und bietet daher keine Interventionsmöglichkeiten in Umgang und Anerkennung von Gefühlen an, die aus der Veröffentlichung von Strauss u. a. abzuleiten wären.

2.1.6. Anselm Strauss und Mitarbeiter: Gefühle im Dienste des Hauptarbeitsverlaufs

Dass ein bedeutender Teil sachlicher Arbeit überhaupt erst möglich wird, wenn Gefühlsarbeit geleistet wird, zeigt der Beitrag „Gefühlsarbeit" (sentimental work) von Strauss u. a. (1980). Ihre Veröffentlichung ist

---

4 Hier wird erstmals die Möglichkeit der Regulierbarkeit von Gefühlen, die 1975 vom Stressforscher Richard Lazarus in einem Experiment nachgewiesen wurde, angedeutet.

eine Analyse des Arbeitstypus „Gefühlsarbeit", indem sie Strategien von Krankenschwestern zur Aufrechterhaltung ihrer Fassung beschreiben.

Laut ihrer Definition handelt es sich bei Gefühlsarbeit um eine „Arbeit, die speziell unter der Berücksichtigung der Antworten der bearbeiteten Person oder Personen geleistet wird **und** [Hervorhebung von A. Strauss u. a.] die im Dienst des Hauptarbeitsverlaufs erfolgt. Auch kann ein Teil dieser Arbeit vom Arbeitenden an sich selbst oder an anderen Arbeitenden geleistet werden, und zwar immer im Dienst des Hauptarbeitsverlaufs" (1980, S. 629).

Strauss u. a. weisen verschiedene Arten von Gefühlsarbeit nach, verdeutlichen die Bedingungen für Gefühlsarbeit und zeigen die Verbindungen/Verschränkungen von Gefühlsarbeit und Nichtgefühlsarbeit. Weiterhin wird gefragt, wie und von wem Gefühlsarbeit erledigt wird und wie die Konsequenzen vollzogener, nicht vollzogener und nicht erfolgreich vollzogener Gefühlsarbeit aussehen. Hinausgehend über frühere Veröffentlichungen (1965, 1967, 1970) wird hier Gefühlsarbeit als „Arbeit" konzeptionalisiert, die Energie, Zeit, Können und Geld fordert, sowie Arbeitsteilung beinhaltet.

Strauss u. a. machen deutlich, dass sich die pflegerische Arbeit aus einer Vielzahl von Variablen zusammensetzt, wobei im Besonderen die weniger planbaren, problematischen Krankheitsverlaufskurven, die Explosion des medizinischen Wissens, das steigende Angebot an Medikamenten, Ausrüstungen und Verfahren, sowie deren unerwünschte Nebeneffekte neben der „alltäglichen" Arbeit an Menschen weitere Unsicherheitsfaktoren sind.

Gründe für eine Gefühlsarbeit sind nach Strauss u. a. die klinische Gefährdung des Patienten durch die medizinische Arbeit, welche Angst und Panik vor unerwünschten oder schmerzhaften Nebeneffekten auslösen kann. Dadurch, dass die medizinische Arbeit durch völlig Fremde ausgeübt wird, oft, ohne dass diese die medizinische oder soziale Biografie des Zubehandelnden kennen, wird Gefühlsarbeit notwendig.

Die sozialen und psychologischen Aspekte der Versorgung von Patientinnen durch Pflegende werden laut Strauss u. a. der biologisch orientierten Arbeit nachgeordnet. Letztendlich genießt die medizinische Arbeit Priorität gegenüber anderen Überlegungen.

Gefühlsarbeit ist nicht in jedem Fall ein Teil der medizinischen Arbeit. Sie ist nur dann institutionell nachweisbar, beispielsweise als Bestandteil in den Krankenunterlagen, wenn sich die Belegschaft einer Station ausdrücklich auf „psychosoziale Betreuung" geeinigt hat. Ein Versagen in dieser Arbeit oder eine unangemessene Ausführung hätte dann auch Sanktionen für das Personal zur Folge!

Strauss beschreibt, dass Gefühlsarbeit eher ad hoc, denn geplant oder gar nicht geleistet wird, eher implizit und relativ unbemerkt, meist durch Einzelpersonen erbracht wird. So ist die Gefühlsarbeit kein Posten auf Rechnungen. Trotz allem wird sie geleistet und ist laut Strauss u. a. an bestimmten Mustern aus Erscheinungsform, Verfahren und ihren Vermittlern nachzuweisen. So wurde eine Arbeitsteilung bei den Gefühlsarbeitenden belegt, die von der spezifischen Situation und der Rollenzuweisung anhängig ist und eine Verbindung zu den Ideologien der Station aufweist.

Von besonderer Bedeutung ist es, dass es Strauss gelungen ist, zwölf (!) verschiedene Formen von Gefühlsarbeit in komplexen Arbeitssituationen zu identifizieren, von denen Pflegepersonen wahrscheinlich bei genauerer Betrachtung eher glauben, „dass die ja wohl zur Arbeit dazu gehören". So sind Trostarbeit, Trauerarbeit, Identitätsarbeit, Fassungsarbeit, biografische Arbeit und einige mehr alltäglicher Bestandteil der Arbeit von Pflegenden.

Konsequenzen einer erfolgreich geleisteten Gefühlsarbeit finden sich in der Beeinflussung von Ruhe und innerer Stimmung des Patienten. Auch der Einfluss auf die Interaktionsbeziehung ist tiefgreifend und weitreichend. Die besondere Bedeutung liegt jedoch sicher in der Ermöglichung und Erleichterung von Nichtgefühlsarbeit, die entweder nicht so effizient oder gar nicht geleistet werden könnte, wenn keine Gefühlsarbeit geleistet worden wäre.

Die Folgen unzureichender oder nicht geleisteter Gefühlsarbeit zeigen sich in Interaktionen, Stimmungen, Haltungen und Identitäten. So hängt es mit Fehlleistungen im Bereich von Gefühlsarbeit zusammen, „wenn bei den Patienten das Gefühl der Erniedrigung, der Beleidigung, der verletzten Privatsphäre, des physischen und geistigen Unbehagens aufkommt und auch das Gefühl der Verbitterung darüber, wie ein Objekt behandelt zu werden. (…) Wahrscheinlich sind auch die meisten Prozesse wegen falscher Behandlung nicht bezogen auf die Bestimmung von Fahrlässigkeit und Inkompetenz des Personals, sondern verweisen ebenso auf das Versäumnis des Personals, Vertrauen zu etablieren und aufrechtzuerhalten, die Kluft zwischen Menschen zu überbrücken und im allgemeinen wirkungsvolle Gefühlsgesten im Dienst der medizinischen Arbeit zu leisten." (1980, S. 648) Diese Gefühlsgesten gelten erst im Zusammenhang mit einer Hauptarbeitslinie als Gefühlsarbeit.

Strauss u. a. untersuchen und beschreiben verschiedene Formen von Gefühlsarbeit und klären so die Beziehungen während eines Krankheitsprozesses zwischen Pflegenden und Gepflegten. Daraus lassen sich Hinweise ableiten, wie „Gefühlsarbeit" im institutionellen Rahmen zu einem anerkannten Teil der Pflegearbeit werden kann:

- Angeblich ist Gefühlsarbeit nicht messbar und kann deshalb auch nicht in Rechnung gestellt werden, aber die Differenzierung nach Strauss u. a. macht eine Identifizierung, - damit Bewusstwerdung möglich, die wiederum eine Dokumentation erlaubt.
- Zwar wird Gefühlsarbeit eher ad hoc, denn geplant geleistet, aber eine zeitnahe Dokumentation eindeutig benannter Formen von Gefühlsarbeit würde diese Arbeitsform belegen.
- Intersubjektiv ausgehandelte Mitarbeitereinstellungen und Verhaltenserwartungen prägen zwar das Ausmaß und die Form der zu leistenden Gefühlsarbeit, aber eine personenunabhängige allgemeinere Anerkennung von Gefühlsarbeit provoziert eine Inanspruchnahme von Gefühlsarbeitszeiten und deren Dokumentation.
- Die Vermischung von Gefühlsarbeit mit Nichtgefühlsarbeit erschwert die Differenzierung von emotionaler und sachlicher Ebene, aber ermöglicht oft erst eine Durchführung von Aufga-

ben. Nach einer Identifizierung der verschiedenen Formen von Gefühlsarbeit, „die jetzt einen Namen tragen", sollte dieser Aufwand an Energie, Zeit und Können auch vergütet werden. Das Bewusstwerden von Gefühlsarbeit, ihre Anerkennung als Arbeitsgegenstand und ihre Dokumentation kann dazu beitragen, dass Gefühle – sie zu empfinden und zum Ausdruck zu bringen – bei der Arbeit erlaubt sind, man sich ihrer nicht schämen muss. Entstehende Diskrepanzen zwischen tatsächlich empfundenen und sozial erwünschten Gefühlen würden gemildert. Mögliche Folgen dieser inneren Spannungen, wie dauernde Überforderung und die Gefahr eines „Ausgebranntsein", könnten abgebaut werden.

2.1.7. Bernhard Badura: Emotionale Belastung durch Gefühlsregulierung

Der Soziologe Badura sagt dazu in seinem Artikel „Interaktionsstress" (1990), dass in personenbezogenen Dienstleistungsberufen häufig eine Notwendigkeit besteht, auf die Gefühle anderer Menschen einzugehen und dabei die eigenen Gefühle „hinten an zu stellen", was zu einer emotionalen Überforderung führen kann. Badura fordert in der soziologischen Forschung ein ganzheitliches Menschenbild und eine Handlungstheorie, „in der der Mensch nicht nur ein deutendes, zweck- und wertrationales handelndes bzw. problemlösendes, sondern auch als Gefühle regulierendes Wesen begriffen wird. Die mehr oder weniger bewusste Regulierung von mehr oder weniger intensiven Gefühlen ist ein fundamentaler Aspekt jedweder Interaktion zwischen Menschen, der menschlichen Existenz schlechthin. (…) Interaktionsstress in Form anhaltender emotionaler Überforderung ist die offenbar schwer vermeidbare Kehrseite nur in direkter Kommunikation („face-to-face") von Mensch zu Mensch leistbarer Pflege-, Bildungs- und Unterstützungsleistungen." (1990, S. 317)

Die völlig andere Qualität der in personenbezogenen Dienstleistungen geforderten Arbeit zeichnet sich durch die räumliche und zeitliche Überschneidung von Produktion und Konsumtion aus, was wiederum ein hohes Maß an Kooperation und gegenseitiger Kenntnisnahme von den Interaktionspartnern verlangt. Der Kontakt- und Kommunikationszwang führt zu einer Überflutung der Mitarbeiterinnen dieses Sektors mit mehr oder weniger intensiven Gefühlen. Für den Arbeitsbereich der Pflege stellt er ausdrücklich fest:

„Und es gehört zu den unausgesprochenen Normen insbesondere der Pflegeberufe, dass man die eigenen (möglicherweise negativen bis feindseligen) Gefühle unterdrückt und sich ganz den sozialen und emotionalen Bedürfnissen anderer widmet." (1990, S. 318)

Zwar wurden laut Badura in der Sozialwissenschaft die Ursachen und Bewältigungsformen von Stress erforscht, aber die Konsequenzen der Dauerbelastung aus der Diskrepanz zwischen tatsächlichen und sozial erwünschten Gefühlen sind noch wenig berücksichtigt. Diese möglichen Dauerbelastungen nennt Badura Interaktionsstress, die immer dann vorliegen, wenn es zu einem Widerspruch zwischen erwarteten, beruflich zwingend gebotenen Leistungen emotionaler Zuwendung und tatsächlichen negativen Gefühlen gegenüber dem Klientel kommt, und dieser Widerspruch als eine Beeinträchtigung des eigenen Gefühls- und Interaktionsvermögens erlebt wird. „Eine „Überdosis" an Interaktionsstress wird meist dort auftreten, wo z. B. in Pflegesituationen, Krankenhäusern, aber auch Bildungseinrichtungen permanent auf Kosten der eigenen auf Gefühle anderer eingegangen werden muss." (1990, S. 320) „Die Kontrolle negativer Gefühle gegenüber alter ego bei gleichzeitigem tatsächlichem oder vermeintlichem Zwang zur Zurschaustellung eines Handelns, das [dem; Einf. d. Verf.] alter ego positive Gefühle, z. B. Anteilnahme, Achtung oder Zuneigung, signalisiert, erfordern Konzentration und Selbstbeherrschung, die die Kräfte eines Menschen überfordern können, vor allem dann, wenn sie zusätzlich zu anderen Belastungen auftritt oder wenn Menschen aus beruflichen oder privaten Gründen ständig mit derartigen Situationen konfrontiert werden, wie das z. B. im Bereich der Pflegeberufe der Fall ist. Das Verständnis von Interaktionsstress setzt (…) ein Verständnis menschlicher Gefühle und ihrer gesellschaftlichen und individuellen Regulierung voraus."(1990, S. 321)

Über seine Diskussion zum Interaktionsstress hinaus, befasst sich Badura in seinem Aufsatz mit dem von der Stressforschung favorisiertem Konzept der Gefühlsregulierung. Er macht klar, dass nicht die Unterdrückung von Triebenergien, die sich im Begriff der Triebstruktur wiederfinden lassen, Ausgangspunkt für Untersuchungen sein sollte, sondern dass im Rahmen eines Begriffs der „Gefühlskultur" Regelsysteme zur persönlichen Bewertung und Beachtung von Gefühlen, Regeln des zwischenmenschlichen Gefühlsausdrucks und Regeln der kommunikativen Beeinflussung anderer analysiert werden sollten. Nach seiner Meinung richten sich soziale Zwänge innerhalb der personenbezogenen Dienstleistungen nicht nur auf die Unterdrückung unerwünschter Gefühle, sondern auf eine Gestaltung der Gefühle. Darüber hinaus werden von den Dienstleistenden ökonomisch verwertbare, sozial-politisch notwendig gewordene Formen von Gefühlsarbeit mit anderen erwartet. Bei der individuellen Regulierung des Gefühlsausdrucks ist Badura die Unterscheidung „zwischen tatsächlich erlebten und gegenüber unserer Umwelt ausgedrückten, zwischen echten und möglicherweise unechten, weil nur vorgetäuschten Gefühlen" (1990, S. 324) wichtig und weist ausdrücklich darauf hin, dass die hierbei erlebten Diskrepanzen zu einer weit verbreiteten technisierten Form der Gefühlsregulierung, nämlich der Einnahme von Psychopharmaka und dem Konsum von Alkohol und Drogen geführt hat.

Damit die Gelegenheiten für Interaktionsstress abnehmen, so Badura, hat die Medizin den Weg der Technisierung eingeschlagen. Diese Vermeidungsstrategie verringert durch die Reduzierung der Interaktionsmöglichkeiten die Kontakte der Personen untereinander. Das beste Mittel gegen unvermeidbaren Stress ist aber nach Badura unter anderem, die gemeinsame Bewältigung mit Gleichbetroffenen und die Verfügbarkeit kognitiv anregender und emotional befriedigender sozialer Beziehungen. (1990, S. 326)

Auch in der Pflege gibt eine verbreitete Kultur des „Nichtkontaktes" und des „größtmöglichen Abstandes", die wahrscheinlich ebenfalls auf den Versuch der Vermeidung von Interaktionsstress zurückzuführen ist. Da aber gerade Pflegepersonen Hauptinteraktionspartner der zu Pflegenden sind, wiegt diese Kontaktunterbindung umso schwerer. Die Spannungen, die auf beiden Seiten durch die Kontaktvermeidung entstehen, sind grundlegend für erneuten Stress.

Was Badura nicht nennt, sind die Auswirkungen, die durch erzwungene Selbstbeherrschung der Gefühle entstehen, wenn man sich der Person, die negative Gefühle in einem erzeugt, nicht nur verpflichtet fühlt, sondern sich zu ihr hingezogen fühlt, und durch besondere Verbindungen wie Familie, Freundschaft, starke Sympathie nicht mehr *nur* ein „Dienstleistungsverhältnis" zu ihr hat. Diese Konstellation könnte eine schwerwiegendere Form von Interaktionsstress bedeuten, die möglicherweise schneller zu einem „Ausgebranntsein" führen kann.

Rückblickend auf das Bisherige lässt sich sagen, dass Elias (1976) deutlich herausstellte, dass die Menschen nicht nur in ihrem Denken und Handeln, sondern auch in ihren Gefühlen von der Gesellschaft beeinflusst werden.

Benner und Wrubel (1989/1997) stellen die Gefühle nicht als Störfaktoren dar, die zum Verlust von Objektivität führen, sondern bezeichnen Gefühle als den Ausdruck körperlicher Intelligenz, die eine Verbindung zwischen Individuum und Umwelt herstellt. Sie beklagen, dass Gefühle zu einem „Ding", einer instrumentalisierten Ware geworden sind, die je nach Nutzen kontrolliert werden und so der Kontakt zu den eigenen Gefühlen verloren gehen kann.

Während Hochschild (1983/1990) eher intrapersonale Vorgänge von Gefühlsbeeinflussung, die Gefühlsarbeit und das Gefühlsmanagement beschreibt, die zur Täuschung anderer oder zur Selbsttäuschung führen, stellt Gerhards (1988) die Modulation der Gefühle in den Mittelpunkt und zeigt die mögliche Einflussnahme auf psychischer, kognitiver, physischer und sozialer Ebene auf. Ferner stellt er die Verbindung von Gefühlen und Ökonomie dar, und bezeichnet das Fürsorge- und Verantwortungsverhalten von Frauen als typisches weibliches Arbeitsvermögen.

Auch Dunkel (1988) fokussiert die Verschränkung von ökonomischer Beziehung und persönlicher Dimension und thematisiert den

Umgang mit Gefühlen in einer Dienstleistungsbeziehung als eine fachliche Qualifikation, wobei die intrapersonalen Konsequenzen unberücksichtigt bleiben.

Der Ansatz von Strauss u. a. (1980), der die Interaktion „Gefühlsarbeit im Dienste des Hauptarbeitsverlaufes" beschreibt, weist die Existenz von mindestens zwölf verschiedenen Gefühlsarbeitsarten nach und erklärt ihren Einfluss auf die Ermöglichung von „Nichtgefühlsarbeit". Ihre Analyse und Illustration des Arbeitstypus „Gefühlsarbeit" veranschaulicht die Komplexität der Pflegearbeit.

Bei Badura (1990) finden sich Überlegungen zu Konsequenzen aus Dauerbelastungen, die aus der Diskrepanz von tatsächlichen und sozial erwünschten Gefühlen ergeben können. Er betont, dass es gerade in der Pflege zu den unausgesprochenen Normen gehört, die eigenen, möglicherweise negativen Gefühle zu unterdrücken und sich auf die emotionalen Bedürfnisse anderer zu konzentrieren. Dies ruft Überforderung und Interaktionsstress hervor, die wiederum grundlegend für viele Formen der Kontaktvermeidung sind.

Aus der Literatursichtung wird nebenbei deutlich, dass die Worte „Gefühle" und „Emotion" oft synonym gebraucht werden. Aber können die Worte prinzipiell gegeneinander ausgetauscht werden? Sind die Begriffe inhaltlich von gleicher Bedeutung? Im folgenden Abschnitt sollen diese Fragen geklärt werden.

2.2 „Gefühle" oder „Emotionen"? – Eine Begriffsdifferenzierung

Die inhaltliche Differenzierung der Begriffe „Emotion" und „Gefühl" durch philosophische, soziologische und biologische Erläuterungen sollen dabei unterstützen, die Bedeutung von Ekel für das Erleben von Pflegeden weiter zu präzisieren.

Was heute generell als „Gefühl" bezeichnet wird, wurde in der Antike mit den Begriffen „pathos" oder „affectus" benannt. Die antiken Begriffe deuten an, dass eine Einwirkung an der Seele erlitten wird, die mit der Bedeutung des Wortes „Leidenschaft" vergleichbar ist. Die modernen

Wendungen „Gefühl" und „Empfindung" scheinen einer anderen Wort-familie zu entstammen und geben eher eine Zustandsbeschreibung an, wobei offen bleibt, ob dieser Zustand durch irgendetwas bewirkt sein könnte.[5]

Gefühle haben meist eine positive oder negative Färbung, wobei es zwischen diesen Polen auch neutrale Gefühle geben kann. Die qualita-tive Beziehung, die im Gefühl liegt, besteht darin, dass die Person im Gefühl etwas als gut oder schlecht für sich, für ihr Leben erfährt.[6]

Gefühl oder Emotion ist eine allgemeine Bezeichnung für die affek-tive Seite des Erlebens, das heißt, für die mehr oder weniger intensi-ven Erfahrungen von Lust oder Unlust in Bezug auf die Erlebnisinhalte, Wahrnehmungen und Vorstellungen, denen körperliche Reaktionen, wie Erregung – Beruhigung, Spannung – Entspannung entsprechen.[7] Als Beispiele für Gefühle werden hier Ärger, Furcht, Ekel, Freude und Liebe genannt. Gefühl und Affekt werden oft synonym verwandt, jedoch benutzt man den Begriff des Affektes im Allgemeinen für die kurzfristi-geren und intensiveren Gefühlsbewegungen.[8]

Der Affekt wird als vieldeutiger Begriff für jede emotionale Regung, Gefühls- und Gemütsbewegung, wie zum Beispiel Jubel und Hass, beschrieben. Es handelt sich dabei um eine relativ kurze, aber intensive, meist normale Variante des psychischen Geschehens, bei dem körper-liche Veränderungen, Beschleunigung des Pulses, Magen-Darm-Tätig-keit, spürbar werden[9].

Gerhards beschreibt Emotionen als „eine positive oder negative Erlebnisart des Subjektes, eine subjektive Gefühlslage" (1988, S. 54), die als angenehm oder unangenehm empfunden wird. Emotionen entstehen als Antwort auf eine Bewertung von Stimuli und Situationen; sie können

---

5 Craemer-Ruegenberg (1994)
6 Wolf (1994)
7 vgl. Fuchs- Heinritz; Lautmann; Rammstedt; Wienhold (1994), S. 224
8 vgl. Schmidt-Atzert (1996), S. 124 f.
9 Fuchs-Heinritz, W.; Lautmann, R.; Rammstedt, O.; Wienhold, H. (1994), S. 22

mit einer physiologischen Erregung einhergehen und können in Form von Emotionsexpressionen zum Ausdruck gebracht werden. Sie wirken selbst wieder strukturierend auf den sozialen Zusammenhang zurück. Der Bereich der Emotionen wird also in eine subjektive Komponente des Empfindens (aufgespannt durch die Erlebnispole ‚angenehm‘ und ‚unangenehm‘) und eine Komponente des Emotionsausdrucks aufgegliedert. Beide Bereiche sind durch eine Kann- Bestimmung miteinander verbunden. Emotionen entstehen als Folge der Bewertung von Situationen im Zusammenspiel mit physiologischen Erregungen, wobei für die Physiologie gilt, dass deren Aktivierung die Entstehung von Emotionen begleiten kann, aber nicht muss." (Gerhards, 1988, S. 16 f.)

Die Subjektivität von Emotionen wird auch von Tewes und Wildgrube (1992, S. 82) herausgestellt, wenn sie sagen: „Emotionen oder Gefühle sind gestalthafte Grundphänomene menschlichen Verhaltens, die erlebnismäßig beispielsweise als Freude, Angst, Scham oder Glück für ein Individuum unmittelbar evident sind, sich jedoch einer vollständigen objektiven Betrachtung noch entziehen. Die Analyse emotionalen Verhaltens ist schwierig, weil daran auf komplexe Weise verschiedene Systeme des Gesamtorganismus beteiligt sind, die auch für sich genommen nicht völlig verstanden werden. In einer groben Einteilung werden Emotionen von Stimmungen und Affekten abgegrenzt. Stimmungen sind überdauernde Zustände, die das individuelle Erleben in seiner Qualität gefühlsmäßig tönen, aber wenig intensiv sind. Emotionen sind nach dieser Einteilung, umschriebene Erlebnisqualitäten, die sich aus den eher diffusen Stimmungen herauskristallisieren können oder durch innere bzw. äußere Reize ausgeübt werden. Affekte sind emotionale Zustände großer Intensität, die kurzfristig und mit großer Heftigkeit eine Person vollständig ergreifen und beherrschen(…)".

Mertens (1992, S. 5) macht in seinen Ausführungen den Unterschied der Affekte zu den Gefühlen deutlich: „Affekt: (…) Dem gegenwärtigen Forschungsstand entsprechend lassen sich die folgenden sieben Primäraffekte unterscheiden: Freude, Verzweiflung, Wut, Furcht, Ekel, Überraschung, Interesse. (…) Krause (…) versteht unter Affekt die körperliche Reaktion ohne bewusste Repräsentanz und Erleben derselben, unter Gefühl das bewusste Wahrnehmen und/oder Erleben. (...) Neben dieser qualitativen Unterscheidung der verschiedenen Affekte werden (...) vor allem die Intensität eines Affektes und dessen zeitlicher Ablauf anhand von Kriterien wie Rhythmus, Takt und Dauer als äußerst wichtig erachtet. (...)"

Auch aus biologischer Sicht, so Roth (2001, S. 257 ff.), sind Affekte eher die starken Gefühle, sie sind impulsiv und reaktiv. Seines Erachtens zeichnen sich Gefühle allgemein durch eine gewisse Detailarmut aus und sind inhaltlich unpräzise. Es fehlt ihnen häufig an konkreten benennbaren Gegenständen. Aber trotzdem ist der Mensch in der Lage, Gefühle von anderen Erlebniszuständen zu unterscheiden. „Sie kommen für uns zu Wahrnehmungen, Vorstellungen und Gedanken deutlich spürbar **hinzu**. (...) Charakteristisch für Gefühle ist auch, dass sie mit deutlichen **körperlichen** Empfindungen einhergehen und das sie unser Verhalten beeinflussen [Hervorhebungen von Roth]." Um diese körperlichen Reaktionen jedoch zu verbergen, beispielsweise trotz innerer Erregung äußerlich ganz ruhig zu bleiben, braucht es nach Roth ein jahrelanges Training.

Roth betont an anderer Stelle, dass die große biologische Bedeutung der Affekte und Gefühle bereits seit dem Altertum bekannt ist. „Zum einen sind diese Zustände im Bereich überlebenswichtiger Funktionen mit **körperlich- vegetativen** Zuständen [Hervorhebungen von Roth] verbunden, zum Beispiel bei Bedrohungszuständen mit erhöhter Reaktionsbereitschaft (Schreckhaftigkeit), Schwitzen, Herzklopfen, Kurzatmigkeit, erhöhtem Blutdruck, der Tendenz zur Flucht oder Abwehr, und sie haben eine Signalwirkung." (2001, S. 263)

In der Zusammenschau kann festgestellt werden, dass das Wort „Gefühl" im heutigen Sprachgebrauch als eine Zustandsbeschreibung zu verstehen ist, die eine positive oder negative Färbung haben kann. Gefühle entstehen als Folge aus der Bewertung einer Situation und die daraus erwachsende Erfahrung von Lust oder Unlust entspricht häufig einer körperlichen Reaktion von Spannung und Entspannung.

Affekte sind kurze, intensive Gefühlsregungen, die wiederum eine sehr deutliche körperliche Antwort bewirken. Diese körperlichen Reaktionen wirken auf den Interaktionszusammenhang zurück und nehmen so Einfluss auf das weitere Handeln.

Für diese Veröffentlichung wird, in Anlehnung an Piechotta[10], die sich auf Tewes/Wildgrube (1992) und Mertens (1992) bezieht, das Wort „Emotion" als Ordnungsbegriff über „Affekte" und „Gefühle" definiert. „Affekte" sind Empfindungen großer Intensität, die sich kurzfristig und situationsgebunden einstellen, während „Gefühle" eher steuerbare und bewusste Empfindungen sind.

Es hat sich in den Textausschnitten gezeigt, dass „Ekel" den (Primär-)Affekten zuzuordnen ist und eine Regulierung dieser Emotion, dieses Affekts in Interaktionen stattfindet. So erklärt sich der im Untertitel genutzte Begriff „Emotionsregulierung", während in anderen Veröffentlichungen (vgl. Badura 1990; Overlander 1996) von „Gefühlsregulierung" gesprochen wird.

2.3. Der Affekt „Ekel" in seiner Bedeutung für die Pflege

Um von der abstrakten Betrachtung der Emotionen zu konkreteren Fragen zu gelangen, wird der Primäraffekt „Ekel", ein entscheidender Aspekt dieser Arbeit, im Folgenden eingehend besprochen. Unter anderem wurden verschiedene Lexika, die in der Pflegeausbildung und in der Pflege Anwendung finden könnten, nach Hinweisen zum Stichwort „Ekel" untersucht.

Das Vorhaben, mit Hilfe der genannten Medien eine Arbeitsdefinition zu erstellen, musste jedoch fehlschlagen, da „Ekel" weder im Pflegelexikon von Ullstein; 1999, dem Springerlexikon für Pflege; 2002, 2. völlig überarb. Aufl., noch im Pschyrembel; 2002, 259. Aufl., ein Stichwort

---

10 Piechotta, Gudrun (2000): Hausarbeitsnah- sozialisiert oder beruflich- qualifiziert? Eine kritische Auseinandersetzung mit dem Konzept des „weiblichen Arbeitsvermögens", S. 275/Fußnote. In: Kühne- Ponesch, Silvia (Hrsg.). Pflegeforschung. Aus der Praxis für die Praxis, Band 2: Pflegearbeit- Eine wissenschaftliche Herausforderung, Wien

ist. Erklärungen fanden sich dann in den Universallexika von Meyer und Duden, wo Ekel mit Widerwille, Abneigung und Degout [lat.-frz.] übersetzt wird.[11] Weitere Synonyme sind Abgeneigtheit, Ungeneigtheit, Antipathie, Abscheu, Aversion und Animosität.[12] In diesen Definitionen, die über Synonyme eine Erklärung versuchen, fehlen jedoch wichtige Komponente für ein Verstehen des Phänomens „Ekel": Es wird weder auf den Ursprung und die biologische Bedeutung dieses Primäraffektes, noch auf die sozialen oder kulturellen Ursachen und Folgen von Ekel eingegangen. Für Auszubildende und Mitarbeiter in der Pflege, wie auch für alle anderen, fehlt so ein objektivierter Erklärungsansatz für das Phänomen Ekel.

Im psychologischen Wörterbuch von Dorsch (1998, S. 214) findet sich die Definition, dass Ekel das „stark unlustbetonte Gefühl des Widerwillens ist", und dass Dinge, Situationen oder Menschen nicht an sich ekelerregend sind, sondern dass die Vorstellung des Individuums deren Eigenschaften zu etwas Ekeligem gestaltet.

Izard beschreibt in seinem Buch „Die Emotionen des Menschen" (1981, S. 376) den Ekel ebenfalls als einen Widerwillen, der mit körperlicher Übelkeit und schlechtem Geschmack im Mund einhergehen kann. Die Betroffene möchte sich dann schnell vom Objekt des Ekels entfernen, sich wegdrehen, oder die Situation verändern und das Ekelhafte beseitigen.

Es ist das positive Ziel des Ekels, sich vor Vergiftungen zu schützen, um so den Fortbestand der Fauna zu sichern. Der Ekel ist ein genetisch angelegter Schutzmechanismus, der vor Gefahren warnt. Verdorbene Nahrungsmittel oder schlechtes Wasser werden mit Hilfe des Ekelempfindens als Bedrohung erkannt und gemieden. Der Primäraffekt Ekel tritt laut Izard oft in Verbindung mit Zorn und Geringschätzung auf. Diese Dreierbeziehung nennt Izard die „Feindseligkeitstrias", die sich gegen andere, aber auch gegen sich selbst richten kann. In der ekeligen

---

11 Meyerslexikon: http://www2.iicm.edu/MeyersLexikon
12 Dudenverlag: http://www.xipolis.net/

Situation wird der Zorn durch Reizbarkeit offensichtlich, der Ekel ist durch Widerwillen gekennzeichnet und die Geringschätzung lässt sich an der Distanzierung vom Ekelerregenden ablesen (1981, S. 382).

Ein Hinweis auf die mögliche Wirkung von negativen Emotionen nach außen, hier auf die Hilfsbereitschaft, kommt von dem Emotionspsychologen Schmidt-Atzert (1996). Seiner Erkenntnis nach sind die Effekte negativer Emotionen uneinheitlich. Es konnte nachgewiesen werden, dass positive Gefühle die Bereitschaft eines potentiellen Helfers unterstützt, in einer Situation Hilfe zu leisten. Der Helfer kann mit der Tat seine positive Stimmung aufrechterhalten. In Untersuchungen wurde gezeigt, dass die Stimmung des Helfenden sich durch die Hilfeleistung verbesserte. Ist kein Gewinn zu erwarten oder sogar eine negative Auswirkung zu befürchten, so zeigten Untersuchungen eine verringerte Hilfsbereitschaft. Ebenso wurde belegt, dass gute Laune die Sichtweise auf eine Gesamtsituation derart zum Positiven verändert, dass die Bereitschaft zu helfen gefördert wird.

Die Auswirkungen negativer Emotionen auf das Verhalten, besonders von Schuldgefühlen, die häufig in Verbindung mit Ekel auftreten, sind ebenfalls beschrieben. Ähnlich wie bei positiven Emotionen, erwartet der Helfende einen Stimmungsgewinn und will sich durch seine Hilfsbereitschaft seiner negativen Stimmung entledigen.

„Die Funktion der Emotionen scheint darin zu liegen, andere Prozesse anzustoßen, die sich dann auf das Helfen auswirken. Deshalb sind die Randbedingungen, unter denen Hilfeleistungen erfolgen können, so wichtig für eine Vorhersage von Emotionseffekten" (Schmidt-Atzert, 1996, S. 207).

Das Phänomen „Ekel" scheint in der Pflege ein ungeklärter Begriff zu sein. Erläuterungen aus der Psychologie und Biologie zeigen, dass „Ekel" ein Gefühl des Widerwillens hervorruft, mit dem ursprünglich positiven Ziel, vor Aufnahme verdorbener Nahrung zu schützen. Ekel geht mit körperlichen Reaktionen einher, die ein sich Abwenden beinhalten. Gleichzeitig ist das Individuum gereizt, was sich auf die Hilfsbereitschaft des Betroffenen auswirken kann. In welchem Umfang die vom Ekel

Betroffene die beschriebenen Reaktionen zeigt, hängt wahrscheinlich davon ab, wie viel sie über das Phänomen weiß.

Um zu erfahren, wie in den allgemein zugänglichen Medien über das Phänomen Ekel berichtet wird, wurden unter anderem Fernseh- und Hörfunksendungen, sowie Artikel der „Zeit" untersucht.

2.4. Ekel in den Medien

In einem Interview des WDR5[13] mit dem klinischen Psychologen und Verhaltenstherapeuten Dr. Rudolf Stark, Universität Giessen, wird erklärt, dass Ekel auch in der heutigen Zeit kein häufiges Thema ist, da Ekel lange Zeit unter das Thema Angst, Angststörung fiel. Rudolf Stark identifiziert den Ekel als einen „Prototypen", also als eine Grundform von Emotion und bezeichnet Ekel als stammesgeschichtlich festgelegt. Daher finden sich typische Reaktionssysteme nicht nur in der Übereinstimmung zwischen sehr jungen und alten Menschen sowie zwischen den verschiedenen menschlichen Rassen, sondern es konnte nachgewiesen werden, dass sich auch Affen mit dem gleichen, typischen Gesichtsausdruck ekeln können wie die Menschen. Weiterhin konnte gezeigt werden, dass der (durch Bilder) induzierte Ekel (einer Versuchsgruppe) eng mit der Gesichtsmuskelaktivität des sogenannten Lippenheber (m. levator labii) verbunden ist, zu einer Reduzierung der Herzrate und zu einer Erhöhung der elektrodermalen Aktivität (Schweißsekretion) führt.

Das Ziel einer Ekelreaktion beschreibt Stark mit dem Schutz des Lebens, beispielsweise durch das Ausspucken verdorbener Nahrung. Ekel wird eher durch die Wahrnehmung der Nahsinne, Geschmack, Geruch und Konsistenz, ausgelöst, während Angst durch Geruch und Anblick ausgelöst wird. Daher ist es leichter, sich durch eine Distanzierung vor einer Ekelerregung zu schützen.

Mimik und Gestik während der Ekelerregung haben, als angeborene Schutzmechanismen, eine mitteilende Funktion und lösen daher auch

---

13 WDR 5, 05.September 2001, 15.05–16.00 Uhr, Lebensart – Sinn und Seele, „Das ist ja ekelig – über ein unangenehmes Gefühl"

bei den Interaktionspartnern ein Flucht- oder Angriffsverhalten aus. Der kommunikative Charakter, der sich auch bei anderen Emotionen, zum Beispiel Freude oder Trauer finden lässt, löst beim Betroffen und beim „Mitleidenden" der ekeligen Situation das gleiche „Ekelprogramm" mit den gleichen Konsequenzen aus. Dieses „Ekelprogramm" kann dabei auf ein Geruchsgedächtnis zurückgreifen, das auch in der zeitlichen Distanz beim Erkennen bestimmter Gerüche innere Bilder hervorruft, die mit erlebten Situationen in Verbindung stehen.

Die Ekelerregung ist als Affekt, einer Intervention seitens des sich Ekelnden nicht zugänglich. Mit dem Überschreiten einer Reizschwelle der Ekelerregung kommt es zur sofortigen körperlichen Reaktion. So ist Ekel auch nicht voraussehbar, man merkt nicht, dass er kommt. Ist das Ekelhafte da, ist auch der Ekel unmittelbar zu spüren. Einzig die Emotionsexpression des Ekels lässt sich durch Training regulieren und zu einem Teil verbergen.

Über diese physiologische Bedeutung von Ekel hinaus gibt es die soziale Komponente, wo Ekel als Transporteur für gesellschaftliche Normen beschrieben wird. Moralische Wertvorstellungen werden mit Ekel gekoppelt und es wird am Vorbild, vielleicht sogar unter Androhung von Sanktionen zum Beispiel der „Umgang mit Ausscheidungen" erlernt. Die Grenzen des Ekeligen unterliegen dabei einem gesellschaftlichen, aber auch einem individuellen Wandel. Laut Stark ist das Empfinden von Ekel vom kulturellen Hintergrund, der Erziehung, und der Konditionierung durch Begleitumstände, also von der Lebensgeschichte des Individuums, bestimmt. Er geht dabei von einer besonderen Ekelsensitivität bei Frauen aus, die kulturgeschichtliche Züge trägt, da das weibliche Geschlecht häufig einen ausgeprägten Sinn für Hygiene hat.

Abhängig davon, ob der Ekel zu ertragen ist, man mit ihm leben kann, oder ob der Ekel die Lebensqualität deutlich einschränkt, schlägt Stark vor, sich durch intensive Auseinandersetzung mit dem Ekelgegenstand zu „desensibilisieren". Unterstützend für einen solchen Gewöhnungsprozess nennt er die Notwendigkeit des Offenlegens und des Enttabuisierens des Themas. Gerade persönliche Dilemmata, zum Beispiel die starke Ekelerregung bei der pflegerischen Versorgung eines geliebten Menschen durch dessen übelriechende Anus praeternaturalis- Ausscheidungen, sollten ausgesprochen werden, um ein schlechtes Gewissen zu vermeiden. Wer Ansprechpartner sein kann, muss in der aktuellen Situation entschieden werden. Oft wird es jedoch für akzeptabler gehalten, nicht den zu Pflegenden auf die unangenehmen Emotionen anzusprechen, sondern im Anschluss an die Situation einem anderen Ansprechpartner von der Belastung zu berichten.

Claudia Wassmann dokumentiert in der Fernsehsendung „Ekel. Geschichte eines Gefühls", das Gefühl des Ekels aus verschiedenen Blickrichtungen.[14] In der Aufzeichnung wird deutlich, dass Ekel Bestandteil vieler positiver menschlicher Regungen wie Liebe, Begeisterung und Ekstase ist und es als ein Zeichen besonderer Beziehungen gelten kann, wenn zum Beispiel der Ekel überwunden werden muss, um Kontakt zum anderen aufnehmen zu können.

Der Ekelmechanismus ist angeboren, wird aber erst mit Reifung des Bewusstseins durch die Reinlichkeitserziehung voll ausgebildet. Das einstige physiologische Ziel des Ekels - der Schutz des Lebens - hat sich zur moralischen und sozialen Ebene hin verlagert. Das Ziel des Ekels ist heute eher das reibungslose Zusammenleben vieler Menschen auf engem Raum, was durchaus mit einer Statuszuweisung des Individuums einhergehen kann. Ekel fällt dann moralische Werturteile über Intelligenz oder Aussehen und macht den Dummen oder Hässlichen dafür verantwortlich, dass er unsere Sinne beleidigt.

Auf der anderen Seite definiert und verteidigt Ekel die Grenzen des eigenen Körpers und ist die Instanz, die entscheidet, wer einem nahe sein darf, wem man vertrauen kann und wer einen berühren darf. Diese Beurteilung läuft unterbewusst und in Sekundenschnelle ab, schützt die Grenzen des Körpers und gibt nötigenfalls den Impuls zum Abwenden.

---

14 Wassmann, Claudia, Südwest 3, 14.12.1998, 45 min. Fernsehsendung: „Ekel. Geschichte eines Gefühls"

Der Film selbst lebt von der Darstellung ekelhafter Bilder und reizt durch visuelle Faszination zum Weitersehen. Der Ekel steht als faszinierendes Erlebnis im Fokus der Betrachtung. So bleibt die inhaltliche Aufarbeitung etwas hinter den Erwartungen zurück. Der soziokulturelle Blickwinkel wird angedeutet, aber es entsteht der Eindruck, Ekel hätte nur etwas mit geschlechtlicher Liebe und menschlicher Herabwürdigung zu tun. Die Bedeutung des Affektes für jede einzelne Interaktion wird nur am Rand dargestellt.

Während visuelle Auseinandersetzungen mit dem Thema Ekel viele inhaltliche Fragen offen lassen, ist das Interview darauf angewiesen durch Worte den Inhalt des Themas für die Zuhörer verständlich zu machen. Dadurch gelingt es, das Thema gleichzeitig umfassender, aber auch individueller zu behandeln.

Eine wiederum andere Aufarbeitung des Themas „Ekel" findet sich in Artikeln der Zeitung „Die Zeit"[15]. Unter der Überschrift: „Das wird schon wieder werden" schildert der Zivildienstleistende Jochen Temsch (1994) sein Erleben von Ekel während der Arbeit im Bereich der Altenpflege. Seine Schilderungen sind sehr bildhaft und realitätsnah, aber sein Unverständnis für das Alter und dem häufig damit verbundenen Gebrechen und Leid lässt den Bericht zu einer wertenden „Abrechnung" mit seinen Aufgaben werden. Bei längerer Betrachtung der Schilderungen wird deutlich, dass dieser Zivildienstleistende in geringstem Maße auf seine Tätigkeit vorbereitet war. Die Erschütterung und das Erschrecken, die in dem Bericht ausgedrückt werden, sind ein Indiz dafür, dass auch pflegende Zivildienstleistende anders auf ihre Aufgaben vorbereitet werden sollten, um die Ekelauslösung zu minimieren und die Entstehung einer Feindseligkeitstrias zu verhindern.

Der Artikel der Zeit macht des Weiteren klar, dass das Phänomen Ekel dann in den Printmedien ein Gegenstand ist, wenn die Sensationslüsternheit der Leserschaft befriedigt werden kann. Eine echte Ausein-

---

15 „Die Zeit" (1994), Nr.48, „Das wird schon wieder werden"; Leserbriefe dazu in den Ausgaben „Die Zeit" (1994) Nr.51; (1995) Nr. 04; „Zeitpunkte" (1995), Nr. 02

andersetzung mit dem Thema Ekel oder gar den Problemen des Pflegenden findet nicht statt.

In den Leserbriefen (1994/1995), die auf den Artikel von Temsch folgten, wird wiederum die Bestürzung der Leser über die Darstellungsform des Zivildienstleistenden und den dahinter vermuteten Einstellungen offenbar. Es wird beklagt, dass der Zivildienstleistende nicht wüsste, welche Grenzen des Geschmacks und des Anstandes er überschritten hätte.

Allgemein können Pflegelaien kaum ahnen, welche Situationen in der Pflege auftreten können. So können sie auch nicht nachvollziehen, dass Pflegearbeit mehr bedeutet, „als Menschen zu helfen". Die Tabuisierung von unangenehmen Dingen im Alltag führt dazu, dass man sich keine Vorstellung machen kann, was in der Pflege geleistet werden muss. Auch mögliche Auszubildende haben nur geringe Vorstellungen von dem, was sie in der Pflege erwarten könnte. In unserer Gesellschaft gibt es kaum noch Orte, wo gelernt werden kann, mit negativen Gefühlen umzugehen. Dementsprechend fällt es den Außenstehenden schwer, Verständnis für derart gefühlsbelastete Situationen aufzubringen und Überbelastungen aus Emotionsarbeit anzuerkennen.

In dem Artikel von Temsch (1994) kommt deutlich zum Ausdruck, wodurch er sich geekelt fühlt. Unter anderem sind die Ausscheidungen und die sehr intimen Arbeitsvorgänge der Pflegearbeit dafür verantwortlich, dass der Zivildienstleistende von negativen Gefühlen überwältigt wird.

Für die Bewältigung seiner Gefühle wäre es für Temsch sicher günstiger gewesen, im Vorfeld etwas über Emotionen und die Wirkung von Ekel gelernt zu haben. Sein Schlagabtausch wäre in einer anderen Artikulationsform, beispielsweise in einer Supervisionsgruppe besser aufgehoben gewesen und hätte nicht nur die Wut und die Empörung unbekannter Leser geweckt. Seine Ekelgefühle in dieser Form medial zu verarbeiten, hat sicher kaum dazu beigetragen, dass Temsch etwas lernen konnte, was sein Verhältnis zu seinen Emotionen bei der Arbeit hätte positiv beeinflussen können. Es ist eher anzunehmen, dass er sich in seiner „Opferrolle" bestätigt sieht und durch die Leserbriefe erkannt hat, dass man über Ekel, besonders im Umgang mit Menschen nicht spricht, schon gar nicht in einer Zeitung.

Bisher ist jedoch offen, welche Schritte im Prozess der Ekelerregung notwendig sind, um diesen Affekt entstehen zu lassen. Gibt es in diesem Prozess Faktoren, die die Gewöhnung beispielsweise an unangenehme Gerüche ermöglichen? Wie verläuft der Vorgang vom „Duft" zum „Geruch" und beispielsweise über das „Riechen" zum „Ekelempfinden"?

2.5. Wodurch wird „Ekel" zu einem körperlichen Erlebnis?

Betrachtet man das Phänomen Ekel eingehender, so wird deutlich, dass Ekel nicht nur aus einem Ursprung und seinen Auswirkungen besteht. Ekel braucht einen Entstehungsgrund und einen Entwicklungsprozess. Doch was trägt dazu bei, dass wir Ekel empfinden, Abscheu verspüren und uns am liebsten sofort wegdrehen?

Die Worte „empfinden" und „verspüren" weisen schon in die Richtung der „Wahrnehmung". „Empfindungen" sind Bewusstseinsinhalte, die aus der Abstraktion der „Reizwelt" entstehen. Die Wahrnehmung unserer Umwelt entsteht zuerst durch einen Sinneseindruck (ein Blick zum Himmel, Licht trifft auf die Netzhaut), welcher anschließend durch Erfahrung zu einer Empfindung abstrahiert wird (zum Beispiel: „blau"). So sind die Wahrnehmungen von vielen extrasensorischen Einflüssen abhängig. Sie können durch Fokussierung der Aufmerksamkeit verstärkt oder abgeschwächt werden und unterliegen der Gewöhnung. Das heißt, dass bei einer monotonen Reizeinwirkung die Wahrnehmung abgeschwächt wird bis zum allmählichen Verschwinden einer Reaktion. Die Wahrnehmung untersteht zum einen einer Reizschwelle, wobei ein Sinneseindruck entweder verspürt wird oder nicht, und zum anderen der Reizdauer, der kurz und prägnant oder lang und monoton sein kann. (Schmidt, Schaible, 2001, S. 218 ff.)

Bei Gerüchen, eine entscheidende Ursache für die Ekelentstehung, bedeutet dies unter anderem, dass niedrige Duftkonzentrationen gerade noch wahrgenommen werden können als „es riecht", aber eine Identifikation des Geruches noch nicht möglich ist. Erst bei höherer Konzentration des Duftes ist eine Benennung möglich. Entsprechend unterscheidet man Wahrnehmungs- und Erkennungsschwelle.

Aus physiologischer Sicht kommt noch hinzu, dass bei Hunger die Schwelle der Wahrnehmung für bestimmte Geruchsstoffe sinkt, und bei Sattheit bedeutend steigt. Es wurde ebenfalls nachgewiesen, dass sich das Riechvermögen im höheren Alter, bei Rauchern und hormonellen Einflüssen (Schwangerschaft, Menstruation) verschlechtert. (Burdach, 1988, S. 24/38; Schmidt, Schaible, 2001, S. 384 ff.)

Eine konstant andauernde Reizung kann nach Burdach (1988) beim Riechen zu einer Adaption führen, die von der Art des Geruchs, der Reizkonzentration sowie der Erholungszeit abhängt. Es kommt zu einer allmählichen Verminderung der Empfindungsintensität und es entsteht der Eindruck, als ob der Geruch langsam schwächer würde. Gleichzeitig erhöht sich die absolute Schwelle für den entsprechenden Geruch. Während diese Adaptionszeiten meist im Minutenbereich liegen, können die Erholungszeiten bei starken Reizen Stunden dauern.

Die Bedeutung der Adaptionsprozesse liegen in der nützlichen und lebensnotwendigen Informationsverarbeitung. Der sensorische Arbeitsbereich des Organismus wird durch die Informationen so eingestellt, dass die jeweils in der Umwelt vorhandenen olfaktorischen Informationen für die erforderliche Anpassungsleistung genutzt werden können. Gefahren können vermieden werden, oder die Nahrungssuche und Partnerwahl kann erfolgen. Duft- oder Geruchsquellen, die längere Zeit in der Riechwelt eines Organismus erhalten bleiben, also zu einem konstanten Eindruck werden, sind für den Organismus weniger bedeutsam, als solche, die neu hinzu kommen und möglicherweise eine rasche Reaktion erfordern.(1988, S. 28)

Die Wahrnehmungsvorgänge des Riechens unterliegen den gleichen Lern- und Konditionierungsprozessen, wie in allen anderen Sinnesbereichen auch. Durch Üben können beispielsweise Parfümeure hunderte von Riechstoffen auseinander halten. Die Konditionierungsvorgänge beeinflussen die sinnliche Bedeutung eines Geruches. Ein Duft wird mit einer bestimmten Situation oder Person verknüpft. Wird die Situation oder die Person als unangenehm erlebt, kann ein ursprünglich angenehmer Geruch zeitlebens eine starke Abneigung hervorrufen. (1988, S. 122) Das positive Ziel der Geruchskonditionierung ist es, die Überlebens- und Fortpflanzungschancen bei den Organismen zu erhöhen, die mit einem solchen Lernprogramm ausgestattet sind. Bereits nach einmaligem nicht tödlichem Kontakt mit einem Giftstoff kann dieser einem Katalog „Nicht genießbar" zugeordnet werden. Das genetisch festgelegte Basisprogramm der Gefahrenabwehr wird so durch ein frei programmierbares Warnsystem ergänzt, das individuelle traumatische Reizerfahrungen in Zukunft berücksichtigt. Als weitere ekelauslösende Sinneseindrücke werden das Tasten, das Sehen und das Schmecken benannt.

Nach Roth (2001, S. 263) greifen die Emotionen, damit auch Ekel, in die bewusste Verhaltensplanung und -steuerung ein, indem sie bei der Handlungsauswahl mitwirken und bestimmte Verhaltensweisen befördern. Als „Wille" fördern Gefühle Aktionen, als „Abneigung" unterdrücken sie Handlungen bei ihrer Ausführung. Emotionen lenken unsere Gedanken, Vorstellungen und auch unsere Erinnerungen. Sie sind bewusst oder unbewusst mit Vorstellungen von „Erstrebenswertem" oder „zu Vermeidendem" verbunden.

Die besondere Bedeutung dieser Konditionierungsprozesse für ein frei programmierbares Warnsystem scheint gerade für die Pflegearbeit offensichtlich. Praktikerinnen in der Pflege können sich an bestimmte „Alltagsgerüche" gewöhnen und so wird der „Riechsinn" frei für andere, besondere Gerüche, die plötzlich auftreten oder ungewöhnlich sind. Dies birgt die Möglichkeit, auch in unübersichtlichen Situationen über den Riechsinn Informationen zu bekommen, die nicht unbedingt sofort benennbar sind, aber der Pflegenden auffallen. Nach dem Motto, „Es riecht", „Irgendetwas stimmt hier nicht", oder „Da ist was im Busch" wird eine eintretende, kaum bemerkbare Veränderung oder Bedrohung diffus wahrgenommen. Durch Verknüpfung mit Erfahrungsinhalten wird die Aufmerksamkeit der Pflegenden verstärkt und aus einem unbestimmten unguten Gefühl kann sich eine intensivere Beobachtung und Betreuung der Patientinnen entwickeln.

Die Auswirkungen der Geruchskonditionierung auf allgemeine Zusammenhänge des gesellschaftlichen Lebens, die sowohl für jeden Einzelnen wie auch für eine Gruppe von Menschen von Bedeutung sind, werden im folgenden Abschnitt verdeutlicht.

2.6. Ekel und Moral

Wie im letzten Abschnitt beschrieben, kommt es auf Basis der physiologischen Vorgänge zu einer Veränderung der emotionalen Befindlichkeit. Die Befindlichkeit kann beispielsweise auch durch eine Kopplung verschiedener Faktoren ausgelöst werden, die bei genauer Betrachtung nichts miteinander zu tun haben:

Overlander (1996) beschreibt in ihrer Magisterarbeit „Die Last des Mitfühlens" die auffällige Verknüpfung der Kategorien Sauberkeit/Hygiene und Moral in den Lehrbüchern der Krankenpflege in 19. uns 20. Jh. Weiterhin stellt sie eine Korrelation zwischen der Veränderung von Reinlichkeitsstandards und der Distanzierung des Körperempfindens sowie des eigenen Körperbildes fest, die sich auf den gesamten gesellschaftlichen Raum, nicht nur auf das Individuum beziehen. „Die körperliche Reinlichkeit ist zu einer wichtigen Instanz der gesellschaftlichen Kontrolle und Statuszuweisung geworden. Was nun für sich selbst und für andere, gemessen an den allgemein gültigen Standard, als Fehlverhalten definiert ist, kann Grund für Scham, Peinlichkeit und Erniedrigung werden. Die hiervor entstehenden Ängste sind ein starkes Verhaltensregulativ mit der Folge der Selbstdistanzierung der Menschen." (1996, S. 79)

Dieser Prozess wurde von Elias (1976) dargestellt. Er beschreibt, dass jeder Einzelne gezwungen wird, sein Verhalten immer differenzierter und stabiler zu regulieren. Die Gefühle werden durch das Ineinandergreifen sozialer Strukturen und individueller Gefühlskontrolle gesellschaftlich erzeugt und können als Grundlage moralischer Wertsetzungen verstanden werden.

Dabei kommt unter anderem dem Körpergeruch jedes Menschen eine elementare Bedeutung zu. So bestimmt der Geruchseindruck von einer Person zusammen mit dem Anblick den ersten Eindruck, den man von einem Menschen haben kann. Der menschliche „Eigengeruch" ist einerseits genetisch festgelegt und diese Determination beeinflusst sowohl das Partnerwahlverhalten als auch die Inzestschranke. Andererseits synchronisieren die enthaltenen Duftstoffe gegenseitig die Hormonspiegel zwischen Frauen und Männern und tragen so zur Geburtenregulierung bei. Die Körpergerüche der Menschen haben also eine soziale wie auch biologische Funktion. Dies ist möglich, weil ein direkter Zugang der Riechbahnen zum limbischen System und zum Hypothalamus besteht, die neben dem Gefühlsleben auch vegetative und hormonelle Funktionen kontrollieren (Schmidt, Schaible, 2001, S. 385 f.). Gerüche lösen daher unwillkürlich unangenehme und/oder angenehme Gefühle aus. Menschen mit einem als unangenehm empfundenen Körpergeruch werden deshalb schon von Anfang an als unsympathisch eingestuft, während Menschen, die angenehm riechen, eher als sympathisch eingestuft werden.

Ein ganzer Industriezweig hat sich auf dieses Phänomen eingestellt und sorgt mit der Produktion von Pflegemitteln und Duftstoffen dafür, dass „andere uns gut riechen können".

Zudem sind wir, neben der Täuschung unserer Riechsinne, überall im öffentlichen Raum optischen Täuschungen in Form von „konsumierbaren Körpern" (Overlander, 1996, S. 69) ausgesetzt, die schön, gut duftend, jung, sportlich und gesund sind. Alle möglichen Hygieneartikel werden von hübschen, jungen oder junggebliebenen Menschen präsentiert, ohne deren Verwendung oder gar die Bedeutung für den Nutzer zu thematisieren. Damit werden im öffentlichen Raum bereits eine Vielzahl von Regeln zur Gefühlsempfindung und Gefühlsexpression transportiert.

Ein geruchsneutrales oder sogar wohlriechendes Zusammenleben, die zügige, völlig unauffällige Entsorgung von Ausscheidungen aller Art und eine von unangenehmen Assoziationen bereinigte Sprache sind

Indizien dafür, dass unsere Gesellschaft Körperäußerungen und -verrichtungen in die individuelle Privatsphäre verlagert hat und dadurch tabuisiert. Über „solche Dinge" spricht man nicht.

Kann vor diesem Hintergrund tatsächlich erwartet werden, dass mögliche Auszubildende eine realistische Vorstellung von ihrem künftigen Beruf bekommen? Haben Pflegeschülerinnen aufgrund der fehlenden Erfahrung in der Auseinandersetzung mit „fremden" Körperverrichtungen und den daraus entstehenden Unwissenheit nicht vielmehr unter „unangenehmen Überraschungen" während ihrer Arbeit zu leiden? Bedeutet das für die Auszubildenden vielleicht eine seelische und körperliche Stressbelastung?

Die soziologische Sicht der Stressentwicklung und die resultierenden Konsequenzen wurden bereits unter dem Punkt 2.1.7 „Bernhard Badura: Emotionale Belastung durch Gefühlsregulierung" erläutert. Im Folgenden werden daher ergänzend die physiologischen Auswirkungen von psychischem Stress genauer beschrieben.

2.7. Ekel als eine Form psychischen Stresses und seine physischen Konsequenzen

Aus biologischer Sicht ist Stress ein Zustand, der durch erhöhte Anforderungen an das motorische und kognitive System hervorgerufen und entsprechend emotional erlebt wird (Roth, 2001). Das Grundprinzip der Stressantwort wurde bereits in Punkt 2.4. genannt. Bedeutend ist jedoch, dass über die Mobilisierung von Fettreserven, der Steigerung der Reaktionsbereitschaft und der Schärfung der Sinne hinaus, es bei starkem Stress zu Schreckhaftigkeit kommt und das Denken sowie das Verhaltensrepertoire bis zum völligem Erstarren eingeengt werden kann (Roth, 2001, S. 283).

Der psychische Stress ruft zwei unterschiedliche physiologische Antworten an Nervensystem und Körper hervor: In der ersten Reaktion wird die belastende Situation vom Gehirn wahrgenommen und die stressrelevanten Zentren Mandelkern und Hypothalamus werden aktiviert. Im Anschluss wird Noradrenalin ausgeschüttet, wodurch die Aufmerksamkeit und Verhaltensbereitschaft erhöht wird. Gleichzeitig wird das sympathische Nervensystem aktiviert und von der Nebennierenrinde Adrenalin ausgeschüttet. Damit verstärken sich die Stresssymptome. In einer zweiten Reaktion kommt es kurze Zeit später zur Ausschüttung von Glucocorticoiden, die dafür sorgen, dass Zucker als Energie zur Verfügung gestellt wird. So kann der Körper erhöhte Leistung erbringen. In hohen Dosen verursachen die Glucocorticoide allerdings eine Unterdrückung des lymphatischen Systems und eine Schwächung der Immunabwehr. „Auf diese Weise macht Stress krankheitsanfällig" (2001, S. 286). Die Stresssymptomatik löst sich auf, wenn die unangenehme Situation bewältigt wurde oder die Gefahr vorüber ist. „Der Körper und die Psyche kehren dann mit einer zeitlichen Verzögerung zum Normalzustand zurück. (…) Bedrohlich wird es, wenn psychischer Dauerstress herrscht und die Belastungen sich subjektiv als nicht bewältigbar darstellen" (2001, S. 287). Der fortgesetzte Stress führt zu einer Veränderung an den Zellen im Hippokampus und zu einer Verschlechterung der Gedächtnisleistung, der sogenannten stressbedingten Vergesslichkeit. Die Möglichkeit, Stress längerfristig verarbeiten zu können, hängt von verschieden Faktoren ab, wie der genetischen Ausstattung des Individuums, durchlebte psychische Erkrankungen und erlernter Umgang mit Stress, der auch als Stresserfahrung bezeichnet wird. „Seit langem ist bekannt, dass Stress und Frustration dann besser ertragen werden, wenn sie erwartet werden und man sich auf sie einstellen konnte. Dasselbe gilt, wenn das damit verbundene Geschehen irgendeinen ‚Sinn' oder gar eine positive Funktion hat"(2001, S. 290).

Von entscheidender Bedeutung ist es für Auszubildende in der Pflege zu wissen, dass durch unter anderem mittels Emotionen ausgelösten Stress neben den gemeinhin bekannten Symptomen wie Steigerung von Puls, Atemfrequenz und Blutdruck sowohl das Denken wie auch die Handlungsauswahl stark eingeengt wird. Durch die hormonelle Verstärkung der Stresssymptomatik wird ebenfalls die Immunabwehr eingeschränkt und der Stress fördert so eine steigende Krankheitsanfälligkeit. Des Weiteren ist beachtenswert, dass eine verzögerte Stressauflösung beziehungsweise lang andauernder Stress die Gedächtnisleistung erheblich verschlechtern und eine stressbedingte Vergesslichkeit das weitere Arbeitshandeln behindern kann. Dementsprechend ist es für Pflegende wichtig, einen konstruktiven Umgang mit Stress und seinen Auslösern zu pflegen, um Frustration und Resignation zu verhindern.

Nach Lazarus (Laut Benner und Wrubel, 1997, S. 85 ff.) bezieht sich Stress sowohl auf die Person, als auch auf die Situation und entsteht, wenn die Person ihre Beziehung zum Kontext, also ihre Transaktion einschätzt. Stress ist so das Ergebnis dessen, wie ein Individuum die herausfordernde, bedrohliche oder schädliche Bedeutung einer Situation für sich selbst bewertet.

Benner und Wrubel sagen, dass das Dämpfen, Kontrollieren und Ablenken von emotionalen Zuständen nur kurzfristig eine Hilfe sein kann. Verweigert man den Gefühlen längerfristig die Aufmerksamkeit und lernt nicht aus den durchlebten Situationen, führt dies zur Entfremdung von den eigenen Gefühlen. Benner und Wrubel nehmen an, dass Stress von der Person als die Erfahrung einer Störung verstanden wird, die das reibungslose Funktionieren der persönlichen Bedeutungs- und Sinnzusammenhänge bedroht. Eine Strategie zur Stressbewältigung wäre daher das Beheben der Störung, die diese Bedrohung mitverursacht. Die Art, wie eine Person in einer Situation eingebunden ist, hängt von ihren Emotionen ab und bringt spezifische Bewältigungsaufgaben hervor.

„Die entfremdete, distanzierte Sicht von Emotionen als widerspenstige, unberechenbare Reaktionen, die es auf jeden Fall zu kontrollieren gilt, raubt der Person die Chance, voll und ganz in der Situation zu sein. Rigides, fortwährendes Dämpfen bestimmter Emotionen kann das Erlangen höherer Ebenen der Erkenntnis verhindern" (Benner und Wrubel, 1997, S. 125 ff.).

Zusammenfassend werden die Ergebnisse der Literaturanalyse aus dem Blickwinkel des individuellen Erlebens von Ekel betrachtet. Welche Auswirkungen hat das Ekelerleben auf das Individuum und sein soziales Umfeld?

2.8. Zusammenfassung

Die unmittelbaren Auswirkungen von Ekelempfindungen hat jeder irgendwann schon einmal erlebt. Sobald man sich die Zeit nimmt, in Ruhe über das Thema nachzudenken und sich seiner eigenen Ekelgefühle bewusst wird, klingen die Beschreibungen der Effekte sehr ähnlich und können mit wissenschaftlichen Äußerungen der Soziologie und der Naturwissenschaften belegt werden. Im Folgenden werden die Auswirkungen von Ekel aus der individuell physiologischen, emotionalen und kognitiven Ebene sowie auf der Handlungsebene und auf der sozialen Ebene zusammenfassend beleuchtet.

In der zeitnahen Auseinandersetzung des Organismus mit einer Ekelerregung kommt es zu messbaren physiologischen Zuständen, die in einem gewissen Maße objektivierbar sind (G. Roth, 2001, S. 258 f., S. 283 ff.). Der Hautwiderstand und der Adrenalinspiegel verändern sich beim Anblick eines bestimmten Objektes oder einer bestimmten Szene. Die Herzrate sinkt ab, wie R. Stark beschreibt, was eine Ohnmacht auslösen kann. Oft kommt es gleichzeitig zu Überraschung, Erschrecken oder Schockiertheit des sich Ekelnden, was die Pulsfrequenz, den Blutdruck und den Hautwiderstand ansteigen lässt. Eine Ohnmacht ist so abgewendet, eine vegetative Fluchtreaktion wird ausgelöst. Diese individuelle Erfahrung stellt sich nach der ersten Erhebung von Sowinski (1991) „Der Stellenwert der Ekelgefühle im Erleben des Pflegepersonals" als „unangenehm" bis „grauenhaft" für die betroffenen Personen dar. Das subjektive Empfinden, wie auch der Auslöser des Ekeligen ist individuell unterschiedlich. Konsens herrscht allein bei der Bewertung von Körperausscheidungen aller Art: Sie sind immer ein Grund, in unterschiedlichster Ausprägung Ekel zu empfinden. Weiterhin kann es für allgemeingültig gehalten werden, dass schleimige, in ihrer Konsistenz nicht zu definierende Dinge ebenfalls Auslöser des Ekels sind.

Als physiologische Reaktion folgt der Ekelerregung der Impuls des Sich-Abwendens. Die schnelle nervale und hormonale Reaktion des Körpers kann dabei zu einem sofortigen Unwohlsein führen, den Speichelfluss steigern, Würgereiz auslösen, und wiederum, je nach Konstitution, eine Ohnmacht verursachen. Das eigentliche „sich ekeln" läuft in Sekundenschnelle ab und es gibt kein Mittel, keinen Gedanken oder Wunsch, der das Affekterleben verhindern könnte. Das bedeutet für diejenige, die sich ekelt, eine erhöhte Stressbelastung, die dadurch verstärkt wird, dass die sich Ekelnde sich bemüht, ihren Ekel nicht zu zeigen, um ihre Interaktionspartnerinnen nicht emotional zu verletzen. Dies kann jedoch kaum gelingen, da der körperliche Ausdruck des „sich Ekelns" nach Roth (2001, S. 258) bei allen Menschen überall auf der Welt gleich ist und so auch zwischen den Kulturen verstanden wird.

Die Auseinandersetzung des Individuums mit seinen widerstreitenden Emotionen und die „Nichtmöglichkeit des Ekel-Verhinderns" können zu Verzweiflung, Hilflosigkeit, Entmutigung, Hoffnungslosigkeit und Demotivation führen. Es können Schuldgefühle, Scham oder Wut entstehen, gelingt es nicht, den Ekel zu verbergen und dem anderen erklären zu müssen, warum man gebannt, fasziniert oder angewidert an einen bestimmten Punkt starrt. „Wenn sich ein Mensch dagegen sehr ruhig verhält, so gehen wir davon aus, dass das, was gerade passiert, ihn emotional nicht sehr bewegt (...). Es gehört langes Training dazu, sich trotz innerer Erregung äußerlich ganz ruhig zu geben"(Roth, 2001, S. 258).

Zwar kann das Affekterleben nicht verhindert werden, doch durch Gewöhnung und Training ist es möglich, die Affektexpression zu modellieren. Im pflegerischen Alltag absolvieren Pflegeschülerinnen und Pflegende täglich ein solches Training und gewöhnen sich an immer wiederkehrende Sinneseindrücke. Der Vorteil dieser Gewöhnung liegt darin, dass die Sinne so für Überraschungen, Auffälligkeiten oder Bedrohungen empfänglich bleiben.

Laut Roth (2001, S. 270) werden neuartige emotionale Zustände intensiv erlebt, und führen zu einer starken Aktivität bestimmter Gehirnregionen. Je häufiger sie sich wiederholen, desto geringer ist die Intensität des Erlebens und die neuronale Aktivierung geht zurück. Es kommt zu einem „Abstumpfungsprozess". Das Abstumpfen schließt allerdings nicht aus, dass emotionale Zustände nicht auch weiterhin bewusst oder unbewusst vom Gehirn verarbeitet werden. Emotionale Zustände können trotz des Abstumpfens, als Teil des Unbewussten, wirksam sein und bei einer folgenden Handlungsauswahl mitwirken.

Im pflegerischen Alltag kann dies bedeuten, dass Pflegeschülerinnen zwar schon „cool" mit einer belastenden Situation umgehen können und nach außen keine emotionale Regung zeigen, es im Innern jedoch weiterhin zu einer neuronalen Aktivierung kommt und unter der Oberfläche eine Stressreaktion abläuft. Die möglichen „Nachwirkungen" wurden im vorigen Abschnitt erläutert.

Nach Roth treten unbewusste und bewusste emotionale verhaltensrelevante Zustände zeitversetzt auf. Die unbewussten Wahrnehmungen erscheinen zuerst. Sie sind in ihrer Informationsverarbeitung flach und in der Handlungssteuerung unflexibel (reflexartige Reaktion). Gefahrensituationen werden so zwar nur schematisch, aber äußerst schnell erkannt. Das bedeutet bei den Auswirkungen von Ekel auf der Handlungsebene, dass es zu einer Lähmung im Handlungsablauf bis hin zur Handlungsunfähigkeit kommen kann, weil der Fluchtimpuls die Person und ihre Bewegungsrichtung beherrscht. Gleichzeitig kann es jedoch bedeuten, dass eine Pflegende in die Lage versetzt wird, wenn auch nur schemenhaft, doch sehr schnell eine Gefahrensituation wahrzunehmen.

Die bewusste Wahrnehmung ist detailreich und ermöglicht eine flexible Handlungssteuerung. „Eine weitere Funktion der Bewusstwerdung von Emotionen liegt in dem **Ermöglichen einer längerfristigen Handlungsplanung**, [Hervorhebungen von Roth] insbesondere in Hinblick auf unsere soziale Umwelt. Werden Emotionen nicht bewusst erlebt, dann können sie zwar unmittelbare motorische und vegetative Reaktionen hervorrufen, aber nicht in die komplexe corticale Informationsverarbeitung eingreifen (...)" (Roth, 2001, S. 273). Entsprechend macht es einen großen Unterschied, ob bewusst oder unbewusst eine Vermeidungshandlung durchgeführt wird. Eine mögliche Folge könnte einerseits das duldsame Erleiden von problembehafteten Situationen sein. Dies wäre wohlmöglich der erste Schritt in die Resignation. Andererseits wäre bei einer bewussten Verarbeitung eine individuell gesteuerte

Gefühlsexpression denkbar. Durch eine Emotionsregulierung könnte die Bewegungsrichtung kontrolliert und die Handlungsfähigkeit aufrechterhalten werden.

Die individuell kognitiven Auswirkungen des Ekelerlebens zeigen sich in einem reduzierten Wahrnehmungs- und Denkvermögen. Wie gerade schon erwähnt, ist die unbewusste Wahrnehmung wesentlich schneller als die bewusste, dabei aber nicht inhaltsreich und eher diffus. So wird in von Roth analysierten Untersuchungen (Roth, 2001, S. 274 ff.) bestätigt, dass die uns allen bekannte Alltagserfahrung stimmt, dass Dinge umso besser erinnert werden, je deutlicher sie von emotionalen Zuständen begleitet wurden. Dabei dürfen die emotionalen Zustände aber nicht zu stark sein, sonst behindern sie den Erinnerungserfolg. „Das bedeutet, dass emotional überwältigende Erlebnisse unsere Gedächtnisleistung eher trüben, als befördern (...)." Zudem werden positive Inhalte im Durchschnitt besser erinnert als negative, und bei negativen emotionalen Zuständen kann es zu Erinnerungsblockaden (selektive Erinnerung) kommen (Roth, 2001, S. 275 f.).

Über den Kern der angeborenen emotionsbezogenen körperlichen Reaktionen hinaus gibt es viele individuelle, sozial vermittelte Reaktionen und Verhaltensweisen. Die bedeutenden Auswirkungen jedoch, die ein Ekelerlebnis auf sozialer Ebene erzeugen kann, liegen in dem „Sich abwenden" und „die Flucht ergreifen", sowie der Entstehung von Zorn und Geringschätzung. Diese Reaktion kann beim Interaktionspartner zu einer Verletzung oder Demütigung führen.[16]

Es gibt keine Möglichkeit, die Affektexpression völlig zu unterbinden. Der Ekelerregung folgt *immer* ein körperlicher Ausdruck. Die unterschiedlichen Ebenen, auf denen es zu Auswirkungen kommen kann, zeigen, wie komplex die Verbindung der Ekelerregung und Ekelexpression mit Person und Situation ist. Insgesamt zeigen die verschiedenen Perspektiven, wie viele Faktoren auf das Erleben von Emotionen bei Pflegenden einwirken. Die Vielzahl von Erklärungsmöglichkeiten

---

16 vgl. dazu Strauss u. a.; Punkt 2.1.6; und Izard, Punkt 2.3

macht deutlich, dass Auszubildende in der Pflege einen Orientierungs-rahmen benötigen, in dem sie lernen können, mit Emotionen umzuge-hen, sie zu artikulieren und an ihnen zu arbeiten. Im Folgenden wird deshalb, nach Verdeutlichung der Entstehung der Fragestellung entlang der Pflegeliteratur und Darstellung des forschungsmethodischen Hin-tergrundes, in den Ergebnissen des 3. Kapitels gezeigt, wie, – mehr oder weniger stark – Pflegeschülerinnen unter den emotionalen Belastungen ihres beruflichen Alltags leiden.

3. Forschungsvorgehen

Die diesem Buch zugrundeliegende Diplomarbeit, die im April 2002 mit Auszeichnung abgeschlossen wurde, beschäftigte sich mit einem Thema, das sowohl in der Pflegewissenschaft als auch im Alltag der Pflegenden zwar thematisiert wird, aber angesichts der Technisierung und Ökonomisierung von Pflegeprozessen zunehmend als unansprechbar gilt: die Emotionsregulierung am Beispiel des Ekelempfindens, unter der besonderen Berücksichtigung der Pflegeausbildung. Zentrales Anliegen der Arbeit war es, das ursprüngliche und natürliche Ekelempfinden, welches in der Pflegearbeit weitgehend tabuisiert wird, als tatsächlich vorhanden zu beschreiben. Denn nach wie vor wurden und werden Pflegende in einem Arbeitsklima sozialisiert, in dem besonders die negative Gefühle in Bezug auf Patientinnen nicht ausreichend verbalisiert werden können. Im Verlauf der Arbeit wurde von der Verfasserin, wie auch in diesem Buch der theoretische Hintergrund zum Thema Emotionsregulierung beleuchtet, um heraus zu stellen, dass es durch permanente Verdrängung negativer Empfindungen zu inneren Konflikten bei den Auszubildenden kommen kann, die einerseits in negativer Weise handlungsrelevant werden können und andererseits die Einstellung gegenüber den Patientinnen beeinflussen können.

Die Relevanz des Themas wird dadurch noch verstärkt, dass die erlebten positiven wie negativen Empfindungen einen Kontext berühren, der ohnehin durch Leid, schwere Erkrankungen, menschliche Nöte und dem Tod bestimmt wird. Diese Konstellation kann nachweislich zu enormen Belastungen der Mitarbeiterinnen führen, die sich speziell für Ausbildende nicht selten in einem Distanzierungsverhalten manifestieren und unter Umständen zum Infragestellen der Berufswahl führen.

Das Ziel der Untersuchung war es, die Rolle des Ekelempfindens im heutigen Berufsalltag von Schülerinnen darzustellen. Welche Einstellungen, Empfindungen und Haltungen spiegeln sich im Umgang mit Patientinnen und Bewohnerinnen besonders in gefühlsbelasteten Situationen wider? Welche Konsequenzen sind spürbar zu erfassen?

Diese Fragen wurden im Rahmen einer Interviewstudie zum Thema Ekelempfinden bei Pflegeschülerinnen empirisch erfasst. Dahinter stand das erkenntnisleitende Interesse, insbesondere die Konsequenzen, die eine Ekelempfindung auf die Tätigkeit der Schülerinnen hat, zu ermitteln und gleichzeitig zu erforschen, welche Hilfestellungen den Schülerinnen in gefühlsbelasteten Situationen angeboten werden. Weiterhin wird die Frage nach anderen negativen Empfindungen gestellt, die seitens der Schülerinnen, neben dem Ekel erfahren werden und, ob negative Gefühle als persönlicher Mangel oder als durch externe Faktoren bedingt erlebt werden. Die Autorin hat sich für eine qualitative Untersuchungsform entschieden, indem sie Interviews mit Auszubildenden in der Pflege durchgeführte und analysierte.

Im Folgenden wird die Forschungsmethode beschrieben. Daran anschließend wird die Durchführung der Untersuchung theoretisch wie praktisch dargestellt.

3.1. Forschungsmethode und Durchführung der Untersuchung

Bei dem Vorgehen, die Gefühls- und Affektregulierung von Auszubildenden in der Pflege zu beschreiben und das Empfinden in ekelerregenden Situationen zu rekonstruieren, geht es darum, spezielle Ausschnitte der sozialen Wirklichkeit zu erfassen und den Zusammenhang von individuellen Wahrnehmungen und Entscheidungen nachzuvollziehen. Den methodischen Schwerpunkt der Untersuchung bildet das problemzentrierte Interview, eine Methode der qualitativen Sozialforschung. Orientiert am Thema Ekel dient die Interviewform der Rekonstruktion von Erfahrungs-, Handlung- und Sinnzusammenhängen, die für das Vorgehen von Auszubildenden in der täglichen Arbeit eine Rolle spielen. Das problemzentrierte Interview zielt auf die subjektive Problemsicht des Individuums. Nach der Erhebungsphase werden die transkribierten Interviewdaten in Anlehnung an das Verfahren der Grounded Theory ausgewertet.

Die zugrundeliegende Diplomarbeit versteht sich als eine Annäherung an das methodische Vorgehen von Andreas Witzel, (Vgl. Witzel, Andreas „Verfahren der qualitativen Sozialforschung", 1982; „Auswertung problemzentrierter Interviews. Grundlagen und Erfahrungen", 1996; „Das problemzentrierte Interview", 2000) dessen Ausführungen sich wiederum auf die Grounded Theory-Methode von Glaser und Strauss (1967/1998) beziehen. Somit kann Datenanalyse und Datenanordnung als Grundstufe auf dem Weg einer Theorieentwicklung verstanden werden, die eine Erhebung und ein erstes Aufbrechen der Daten anstrebt, darüber jedoch nicht hinausgeht.

Die Konzeption des qualitativen Interviews nach Witzel umfasst einen vorgeschalteten Kurzfragebogen, einen Interviewleitfaden, die Tonbandaufzeichnung und das sogenannte Postskript. Der Kurzfragebogen dient der Erfassung der für das Interview nicht so relevanten Sozialdaten. Der Kurzfragebogen bedeutet eine Entlastung für das eigentliche Interview und kann, bei geschickter Anwendung eine gute „Aufwärmphase" für das anschließende Gespräch bedeuten. Der Interviewleitfaden enthält die Stichworte des Themas als Gedächtnisstütze und dient als Orientierungsrahmen zur Sicherung der Vergleichbarkeit. Er schließt die Einleitungsfrage ein, die in offen formulierter Form das Interview eröffnen soll. Der Leitfaden verlangt nicht den chronologischen Ablauf des Gespräches, sondern ist eine Ansammlung von Themengebieten, die im Gesprächsverlauf gedanklich abgezeichnet werden. Die Befragte hat so die Möglichkeit, die Erzählsequenzen nach ihrem Ermessen auszugestalten und es kann ein natürlicher Gesprächsfluss entstehen. Ergänzt wird die Datenerfassung durch Postskripte, wo situative und nonverbale Aspekte, thematische Auffälligkeiten und Interpretationsideen festgehalten werden können.

Diese drei Datenarten können beziehungsweise sollten in einem Forschungsjournal festgehalten werden, um das Forschungsvorgehen sowie die Entstehung von Interpretationsideen zu dokumentieren. Abschließend erlaubt die Tonbandaufzeichnung eine präzise, authentische Erfassung des Kommunikationsprozesses, der im Anschluss vollständig transkribiert werden sollte, um als Auswertungsgrundlage dienen zu können. Hier sind eindeutig festgelegte Regeln über die Transkription von Äußerungen, Pausen, Satzabbrüchen und Sprecherwechseln einzuhalten.

Die Auswertung problemzentrierter Interviews formuliert Witzel (1996) in Anlehnung an Glaser und Strauss (1967/1998) und beschreibt dabei drei Interpretationsschritte: Die Entwicklung fallspezifischer zentraler Themen und Auswertungsideen (Offenes Codieren), die Überprüfung der subjektiven „Relevanzsetzungen" auf Zusammenhänge mit Kontextverbindungen (axiales Codieren, Bilden von Kernkategorien) und die Zuordnung von Textstellen zu Themen (erhärten der Deutungshypothesen durch selektives Codieren).

Die Validität der Datenerhebung ließ sich durch das Prüfen der Angemessenheit der Methode des problemzentrierten Interviews am Forschungsgegenstand erzielen. Dazu wurden Gespräche mit Andreas Witzel geführt und in eigener Regie mehrere Forscherinnendiskurse in der Forschungswerkstatt des Fachbereichs 12 der Universität Bremen organisiert. Weiterhin wurde das Gespräch mit Kommilitoninnen und Praktikerinnen der Pflege gesucht, um die Angemessenheit des Forschungsvorgehens sicher zu stellen.

3.2. Praktisches Vorgehen: Datenerhebungsphase und Beginn der Auswertung

Nach Erstellen der Forschungsfrage und Auswahl der Forschungsmethode, wurde der als Mindmap strukturierte Interviewleitfaden in einem Probeinterview erprobt. Im Anschluss wurde der Leitfaden um drei Themenkomplexe ergänzt und im Kurzfragebogen die Frage nach einer Religionszugehörigkeit aufgenommen. Diese wurde in Verlauf der Studie wieder fallen gelassen, da die Auszubildenden irritiert auf die Frage reagierten und die zuvor entspannte Atmosphäre dadurch gestört wurde.

Der komplette Leitfaden enthielt folgende Fragestellungen:
1. Was ist für Dich Ekel/ekelig:
   • Wie war das: Was geht in Dir vor, wie reagiert Dein Leib?
   • Wann war das: privat, Schule, Ausbildung?

- Ist Ekel Stress?
2. Wie gehst Du mit Ekel um:
   - kurzfristig: weglaufen, Zeit schinden, verkleiden, viel duschen, weniger Kontakt zur Patientin, schneller arbeiten
   - Langfristig: Gewöhnung, Verdrängung ...
3. Gibt es Schweregrade: „Geht es noch schlimmer?"
4. Welche Lösungen würdest Du vorschlagen: schnell machen, frische Luft, Raumduft, verkleiden, rausgehen
5. Haben andere Gefühle damit zu tun: Angst, Scham, Aggression, fehlendes Vertrauen, Gewissensbisse
6. Hast Du Dich schon einmal öffentlich geekelt? Ist das überhaupt möglich? Vor wem, mit wem, bedeutete es eine Hilfe?
7. Hast Du etwas über Ekel gelernt? Bei der Arbeit: verdrängen, reden, Supervision, lächerlich machen? Oder in der Schule: Hilfestellungen, Verdrängen?
8. Wenn reden hilft, wie sprichst Du über Ekel, wie sprechen Kolleginnen oder Mitschülerinnen über Ekel?
9. Wer oder was hat Dir in der Situation geholfen: Familie, Partner, Mitschülerinnen, Kolleginnen, Patientinnen, Angehörige
10. Was tust Du, wenn sich eine Patientin vor sich selbst ekelt?
11. Wie kannst Du heute mit Ekel leben? Wie wirst Du mit den beschriebenen Problemen in Zukunft umgehen, was wünschst Du Dir? Was sollte die Schule tun, was der Betrieb?

Nach dem Probeinterview und der Erweiterung des Interviewleitfadens wurde die Untersuchungspopulation genauer eingegrenzt. Die Auswahl wurde auf Frauen in der Pflegeausbildung begrenzt, da nach der Geschlechterverteilung mehrheitlich Frauen in der Pflege anzutreffen sind. Bei der kleinen Anzahl der Befragten könnte die Berücksichtigung der männlichen Auszubildenden die Homogenität der Gruppe stören und eine Verzerrung des Gesamtbildes hervorrufen. Deshalb wird in der Untersuchung kein Bezug auf Berichte männlicher Auszubildender in der Pflege genommen.

Für die Studie wurden neun weibliche Auszubildende in der Pflege, die sich im dritten Ausbildungsjahr befanden, interviewt. Sieben der neun Befragten waren zwischen 20 und 25 Jahren und zwei Personen waren zwischen 40 und 55 Jahre alt. Alle Gesprächspartnerinnen durchliefen ihre Ausbildung in einer Ausbildungseinrichtung für Pflege im norddeutschen Raum. Dabei handelte es sich um eine Altenpflegeschule, eine Krankenpflegeschule und um ein Weiterbildungsinstitut, in dem Umschülerinnen eine Ausbildung in der Pflege absolvieren.

Im Sommer 2001 wurden die einzelnen Schulen angeschrieben und die Erlaubnis zur Datenerhebung erfragt. Nach positiver Rückmeldung wurde über die DirektorInnen und/oder KlassenlehrerInnen Termine mit den infrage kommenden Klassen vereinbart. Bei diesen Treffen mit der gesamten Klasse des dritten Jahrganges einer Institution wurde das Projekt als Teil einer Abschlussarbeit vorgestellt. Nach diesem Einstieg wurde, in Abwesenheit der LehrerInnen, mit Freiwilligen ein Interviewtermin vereinbart. Die Befragung fand im Schulgebäude, ohne die Anwesenheit der dort unterrichtenden LehrerInnen, in einem separaten Büro statt. Von Seiten der Schulleitung und der LehrerInnen wurde die Studie befürwortet und der Forschenden die nötige Hilfestellung angeboten.

Die Interviewsituation war durch das vorherige Vorstellen und das freiwillige Melden zum Gespräch entspannt. Bei der Begrüßung der Interviewpartnerin wurde auf die Aufnahmegeräte hingewiesen, so dass auch die Geräte im Anschluss nicht mehr so sehr irritierten. Direkt vor Beginn der Befragung wurde noch mal die Anonymität von Person, Zeit und Ort zugesichert und von der Forscherin und der Interviewpartnerin gemeinsam eine Einverständniserklärung zum Interview gelesen und unterschrieben.

Als Einstieg in das Gespräch wurde die Ermittlung der Sozialdaten per Kurzfragebogen gewählt, der auch je eine kurze Frage zur Vorerfahrung und Berufsmotivation enthielt. Dies war eine förderliche Aufwärmphase für das eigentliche Interview, das dann mit der Einleitungsfrage eröffnet wurde.

Diese lautete:

- Im Laufe meiner eigenen Ausbildung und auch später in der Arbeit wurde ich mit einer Tatsache konfrontiert, über die ich vorher wenig, eigentlich gar nicht nachgedacht hatte: Ekelgefühle bei der Arbeit mit Patienten.

Erzähl doch mal, kennst Du das auch?

Weitere erzählgenerierende „Notfallfragen" waren:

- Welche Erinnerungen werden bei Dir wach bei dem Wort „Ekel"?
- Kannst Du dich erinnern, wann Du Dich das erste mal so richtig geekelt hast? – bei der Arbeit? Wie war das? In welchem Zusammenhang?

Die Gespräche dauerten zwischen 40 und 60 Minuten und ergaben jeweils 20–30 Seiten transkribiertes Datenmaterial (DIN A 4, Querformat, nur die linke Seitenhälfte bedruckt). Die Transkriptseiten sahen dann folgendermaßen aus:

Transkribierter Interviewtext:	
Zeilennummerierung Kodieren der GesprächsTn (Interviewerin= H, Befragte= B) Pausen: pro Sekunde ein Binde- strich (----), wenn's länger dauert eine Zeitangabe in sec Nichtverbale Äußerungen, Lachen, Husten in runden Klammern (B Lacht) angeben. Situationsspezifische Geräusche in spitzen Klammern angeben >Telefon läutet< Hörersignale wie mhm, ähh, üähh als normalen Text einfügen Auffällige Betonung unter- streichen= sooo	Auf dieser Seitenhälfte wurden handschriftlich die in-vivo-codes und die ersten Kategorieideen festgehalten.

Abb. 1: Format eines Auswertungsblattes

3.3. Rückblick auf die Auswertungsphase

Die mögliche Tiefe wie Breite der problemzentrierten Gespräche machen die Anwendung des problemzentrierten Interviews nicht leichter als andere Interviewtechniken. Auch hier sind die genannten Themengebiete schwer eingrenzbar. Für Einsteiger bietet die Leitfadenform zwar einen gewissen Halt in der Gestaltung des Interviews, aber die vorhandenen Vorinterpretationen müssen im Vorfeld zu einer Auswahl von Themenkomplexen beitragen. Andererseits besteht dann die Gefahr, dass aufgrund der Vorinterpretationen andere Themengebiete von den Befragten nicht erschöpfend dargestellt werden können. Die so diffus bleibende Orientierung am Problem und die gleichzeitige Nutzung der biografischen Methode erschweren im Anschluss die Bildung von Kategorien und das Erstellen einer Theorie.

Damit einhergehend stellen sich die Grenzen der Auswertung der Daten in Anlehnung an die Methode der Grounded Theory vergleichbar dar. Die wiederholte Möglichkeit der Kodierung und Analyse der Daten lässt eine Dimension von unendlich erscheinender Interpretationstätigkeit aufkommen.

Die Einübung des Verfahrens nach der Grounded Theory und die Gelegenheit zum Forscherinnendiskurs können eine Hilfestellung geben, um nicht dem unendlichen Vergleich zu verfallen und stattdessen erste Kodierungen und Kategorisierungen als Ergebnisse gelten zu lassen. Die Dokumentation des Erkenntnisprozesses entlang der Kodierungen in einem Forschungsjournal, eine Bilanzierung des Gefundenen, das Erstellen von Prioritätslisten in Memos und Gedächtnisprotokollen sowie ein parallel verlaufender Forschungsdiskurs begrenzen die Unendlichkeit der Auswertung und geben der Forschungsanfängerin Sicherheit für die Begründung ihrer Analyseergebnisse.

3.4. Zusammenfassung der Ergebnisse

In den Interviews mit Auszubildenden in der Pflege wurde geklärt, ob Pflegeschülerinnen während der Ausübung ihrer Tätigkeit genauso Ekel empfinden, wie schon so viele Pflegende vor ihnen. Weiterhin wurden beteiligte Gefühle und Formen der Emotionsregulierung sowie Bewältigungsstrategien erforscht. Ziel der Interviews war es ferner, theoretische und praktische Lösungsansätze für den Umgang mit gefühlsgeladenen Situationen herauszuarbeiten, die auch für ein künftiges Unterrichtskonzept wegweisend sein könnten.

Alle Pflegeschülerinnen bestätigen, dass es Ekel in der Pflegeausbildung gibt, er jedoch individuell erlebt wird und von den einzelnen Erfahrungen vor und während der Ausbildung abhängt. Relevant für die Auslösung des Ekels sind nach Angaben der Pflegeschülerinnen Geräusche, Gerüche und der Anblick von Begebenheiten. Als schwierig erweisen sich solche Situationen, in denen die Auszubildenden von einem unangenehmen Eindruck überrascht werden. Sie sind dann häufig schockiert und oft überfordert.

Die sogenannte sensorische Form des Ekels birgt die Möglichkeit der Gewöhnung und das Erleben von Ausscheidungsvorgängen anderer wird irgendwann als zu dem normalen Arbeitsablauf dazugehörend empfunden. Einschränkend wird gesagt, dass ein völliges Auflösen der Ekelerregung nicht möglich ist. Gleichzeitig wird von Seiten der Pflegeschülerinnen und ihrem sozialen Umfeld gewünscht, dass zu Pflegende die möglichen negativen Gefühle nicht bemerken. Hier wird eine Emotionsregulierung bei den Auszubildenden notwendig, um die Situation beispielsweise überspielen zu können. Aufgrund einer Vielzahl von Erfahrungen, welche die Pflegeschülerinnen in der Ausbildung gemacht haben, sind sie in der Lage, über einen Teil ekelerregender Situationen hinwegzusehen und ihren Fokus auf die zu Pflegenden lenken. Durch Tätig werden und Mitgefühl für die betreute Person werden sie vom eigentlich Ekelerregenden abgelenkt.

Hilfreich für die Entwicklung empathischer Fertigkeiten war für die Auszubildenden das Erleben eines Hilfebedarfs am eigenen Leib und auch die, im Unterricht nachempfundene Situation von Patientinnen. Um in einer aktuellen Situation handlungsfähig zu bleiben, haben sie eine Reihe von Strategien entwickelt, welche die Pflegeschülerinnen jedoch nicht immer als legitim empfinden. In einigen Aussagen wird dies durch die Andeutung eines schlechten Gewissens offensichtlich. In allen Fällen hilft es den Schülerinnen, wenn sie mit einer geeigneten, vertrauten Person über die Situation reden können. Besonders die Erfahrung mit dem sogenannten Geruchsgedächtnis kann Gegenstand der Gespräche sein, weil diese Assoziationsfalle es vielen Auszubildenden in der Pflege erschwert, von der Arbeit abzuschalten und Feierabend zu machen. Für die Pflegeschülerinnen bedeutet es ebenfalls eine Hilfe, wenn die Patientin oder Bewohnerin selbst die Möglichkeit zum Gespräch über die unangenehmen Situationen in der Pflege eröffnet. So können unangenehme Gefühle zeitnah und situationsbezogen angesprochen werden, ohne den Zwang, das Ekelgefühl verheimlichen zu müssen.

Genauer betrachtet haben die Auszubildenden jedoch den Anspruch an sich, dass die zu Pflegenden es nicht merken sollten, wenn sich die Schülerin ekelt. Mit ihren Strategien, den Ausdruck einer Ekelerregung zu vermeiden, indem sie eine gedankliche oder räumliche Distanzierung herstellen oder auf verschiedene Arten versuchen, ihre Gefühle und Affekte zu bearbeiten, halten sie ihre Handlungsfähigkeit in den gefühlsgeladenen Situationen aufrecht. Die Auszubildenden erleben es zum Teil selbst als tragisch, dass sie in der offensichtlich ekelerregenden Situation nicht die Flucht ergreifen dürfen, da das Gebot gilt, dabei zu bleiben. Ein Sich-Abwenden ist nicht erlaubt, weil Pflegende sich laut öffentlicher Meinung nicht ekeln dürfen. Dass sie sich aber trotzdem ekeln und dies teilweise als persönlichen Mangel empfinden, führt nicht selten dazu, dass sie ihre Berufswahl in Frage stellen. Die Diskrepanz zwischen dem tatsächlich empfundenen Ekel und dem sozial erwünschten, positiven Gefühlsausdruck führt die Pflegeschülerinnen in eine emotionale Dauerbelastung. Gelingt es den Pflegeschülerinnen nicht, Strategien zur Herstellung eines positiven oder zumindest neutralen Gefühlsausdrucks zu finden, so kann dies zur Bildung von Scham-, Angst-, und Wutgefühlen führen, die wiederum Entmutigung, Hilflosigkeit und Demotivation nach sich ziehen können.

Die Pflegeschülerinnen beschreiben des Weiteren eine moralische Form der Ekelerregung, zu der sie nur ungenaue Bewältigungshilfen formulieren können. Sie sind sich jedoch einig, dass sich das moralisch Ekelhafte vielfach auf das Geschlecht, die Art, das Wesen oder die Umgangsformen einer Person bezieht. Die Einrücke dieser Ekelform werden als noch schwerwiegender erlebt, wenn den zu Pflegenden eine gewisse Absicht in ihrem Handeln nachgesagt werden kann. Der Idealismus der Pflegeschülerinnen wird stark geschmälert und sie neigen dazu, zu denken, das in diesem Fall jede Intervention „reine Energieverschwendung" sei.

Auch die eigenen Kollegen geben Anlass zu Unmut und Ekelerregung, wenn sie in unwürdiger und respektloser Weise mit den ihnen anvertrauten Menschen umgehen. Selbst die Architektur wird als Grund für unangenehme Gefühle genannt, die es weder Pflegenden noch Angehörigen erlaubt, einen würdevollen Abschied von Verstorbenen zu nehmen. Diese Würdelosigkeit und Inhumanität erzeugt bei Pflegeschülerinnen Hilflosigkeit, Unverständnis und Wut. Sie vermissen akzeptable Räumlichkeiten zum Abschied nehmen und sie wünschen sich Kollegen, die einerseits in der Lage sind, ihre Gefühle zuzulassen, aber andererseits einen respektablen Umgang mit ihren Mitmenschen pflegen, weil sie ihre Gefühle regulieren können.

Die Auszubildenden empfinden es als eine grobe Einschränkung ihrer Fähigkeit zur individuellen Kontaktaufnahme und ihrer freien Meinungsbildung, wenn vom Kolleginnenteam Vorurteile gegen Bewohnerinnen oder Patientinnen an sie herangetragen werden. Dabei vermuten die Pflegeschülerinnen hinter den unakzeptablen Umgangsweisen der Kolleginnen einen Kreislauf aus Abstumpfen und Routine. Da dies augenscheinlich der Grund der Distanzierung von zu Pflegenden ist, lehnen die Schülerinnen eine Routine in diesem negativen Sinn ab. Im Gegensatz dazu benennen sie eine positive Form von Routine, welche die Pflegenden dahin führt, die sachliche Hauptarbeit im Hintergrund zu verrichten und die Möglichkeit zu haben, die psychosoziale Betreuung in den Vordergrund zu stellen. Die Pflegeschülerinnen sind der Ansicht, wenn sie es schaffen, neben der Sacharbeit psychosoziale Betreuung zu leisten, dass sie ihre Arbeit „gut gemacht" haben. Wenn sie den Patientinnen alles geben konnten, was diese brauchen und sich selbst dabei wohl fühlen, dann ist für die Pflegeschülerinnen ein routiniertes Vorgehen „in Ordnung".

Trotz der Verschränkung von Gefühlen mit der sachlichen Arbeit, empfinden die Pflegeschülerinnen Ekel nicht als hervorzuhebenden Stressor. Sie erleben eher dann Stress, wenn sie nicht nach eigenem Dafürhalten ihre Arbeitsaufgaben planen und durchführen können. Nicht nur, dass Kolleginnen ihnen zusätzlichen Aufgaben aufbürden, die diese eigentlich auch selber erledigen könnten, sondern auch das Gefühl, eine wenig sinnvolle Arbeit zu tun, verursacht bei den Pflegeschülerinnen Stress.

In der Literatur wird davon ausgegangen, dass es eine Gradeinteilung für Ekel geben könnte, was in den Interviews ebenfalls zum Ausdruck gebracht wird. Das Sich ekeln steht nach Ansicht der Pflegeschülerinnen in Verbindung zur persönlichen Tagesform und wird anhand der eigenen Reaktionen auf sensorisch erzeugten Ekel aufgegliedert. Diese Einteilung wird in den Interviews weiter verfeinert und unterscheidet, ob es dem Interaktionspartner peinlich sein könnte, wenn die Pflegeschülerin sich ekelt. Der schlimmste Fall wäre es, wenn sich die Pflegeschülerinnen selbst übergeben müssten. Eine andere Einordnung beschreibt, dass die sachbezogenen, sensorisch ekelhaften Dinge als „nicht so schlimm" erlebt werden, denn „die haben auch nicht immer mit den Leuten zu tun". Moralischer Ekel wird als „zu den kleineren Dingen" zugehörig eingeordnet und eine Kombination aus moralischem und sensorischem Ekel wird als „extremster Ekel" bezeichnet. Eine Einteilung in drei Schweregrade der Ekelerregung wird also auch in den Interviews beschrieben, jedoch zum Teil mit anderen Inhalten gefüllt, als beispielsweise in den Ausführungen von Sowinski „Nähe und Distanz – Schamgefühl und Ekel" (1999).

Die Pflegeschülerinnen sehen sich im gesellschaftlichen Kontext als Erbringerinnen personenbezogener Dienstleistungen und gelangen unter diesem Eindruck zu der Annahme, dass sie keine Möglichkeiten hätten, sich gegen ekelerregende Situationen oder Personen zu behaup-

ten. Sie erleben ihre Arbeitswelt als einen Zwang von außen und nehmen an, wenn sie sich in die Konventionen einfügten, wäre das Dilemma
beseitigt. Diese Haltung geht mit einer Desillusion einher, was erstens in
die Resignation und zweitens zu einer weitreichenden Distanzierung bis
hin zur zum systematischen „Nichtkontakt" führen kann. Die Auszubildenden erleben die Regulierung ihrer Gefühle häufig als „Einzelkämp-
fer" gegen die Konventionen der Gesellschaft. Ihnen scheint klar zu sein,
dass sie diese Position nicht lange durchhalten können, zumal ihnen
nicht die Möglichkeit gegeben wird, sich frei von Vorurteilen ein eigenes
Bild zu machen und über ihre Interaktionsformen zu entscheiden. So
scheint bereits in der Ausbildung der Idealismus einerseits dadurch zu
schwinden, dass sie sich allein gelassen fühlen und andererseits dadurch,
dass sie mit sehr hohen Erwartungen an ihre Aufgaben gehen, die dann
enttäuscht werden. Unter diesem Eindruck entwickelt sich bei den Schülerinnen eine Ungewissheit darüber, wie es nach der Ausbildung um ihre
Autonomie in der Arbeit bestellt sein wird. Die Gefühlsregeln unserer
Gesellschaft, die kaum aktiv von den Pflegeschülerinnen mitgestaltet
wurden, scheinen die Auszubildenden darin zu behindern, beim Erleben negativer Gefühle zeitnahe Ausgleichsformen zu finden, die als res-
pektvoll gelten können und ihnen akzeptabel erscheinen. Trotzdem greifen sie häufig auf Strategien zurück, die das Vertrauen der zu Pflegenden
schmälern und oft in einer mehr oder weniger großen Distanzierung
münden. Diese Kontaktvermeidung mit schlechten Gewissen bemer-
kend, glauben die Pflegeschülerinnen häufig, das ihr Gefühlsleben man-
gelhaft sei und es hauptsächlich an ihrer Person liegt, wenn sie nicht in
der Lage sind, unangenehme Situationen so zu ertragen, dass niemand
anderes es bemerkt.

Die Auffassung, dass die dauernde Rücksichtnahme auf die Gefühle
anderer zu emotionalen Überlastungen führt, konnte in den Interviews
an verschiedenen Stellen belegt werden. Diese Fragestellung ist in den
Aussagen zum Dienstleistungscharakter des Pflegeberufes wiederzu-
finden. Die Pflegeschülerinnen beklagen an dieser Stelle, dass sie alles
tun müssten, um die zu Pflegenden zufrieden zu stellen, aber nichts in

der Hand hätten, den zu Pflegenden die Grenzen aufzuzeigen, wie es manchmal nötig wäre. An anderer Stelle zeigen die Pflegeschülerinnen auf, durch wie viele verschiedene Umstände sie sich verletzt fühlen und Hilflosigkeit, Trauer und Wut empfinden. Da ihnen für diese Situationen keine leicht zugängliche Hilfe angeboten wird, haben sie fortwährend das Gefühl, es alleine schaffen zu müssen. Es folgen Desillusion und Resignation, die als erste Schritte in die emotionale Überforderung gelten können.

Die Anzahl der Situationen, in denen eine Diskrepanz zwischen tatsächlichen und sozial erwünschten Gefühlen erlebt wird, könnte wahrscheinlich verringert werden, wenn Pflegeschülerinnen verstehen, wie und warum im besonderen Ekel entsteht, welche physiologischen Konsequenzen Ekel für die Handlungsplanung und -durchführung hat und dass Ekel immer eine körperliche Reaktion hervorruft. Auch die Notwendigkeit der Strategieentwicklung könnte in eine adäquate Bahn geleitet werden, wenn die Gefühle der Pflegeschülerinnen Gegenstand des Unterrichts wären und wieder eine ausgedehntere Berücksichtigung in den Lehrbüchern fänden.

Pflegeschülerinnen, wie auch alle anderen jungen Menschen in unserer Gesellschaft finden immer weniger natürliche Möglichkeiten vor, den Umgang mit unangenehmen Gefühlen und Affekten zu erlernen. Über die Lehrbücher und der Berufsauffassung hinaus gilt es in unserer Gesellschaft als verpönt, eine realitätsbezogene Auseinandersetzung mit den körperlichen Verrichtungen zu pflegen. Aus diesem Grund muss das Erleben und Aushalten von Emotionen einen neuen Stellenwert im Unterricht erhalten. Nur in einer angemessenen Auseinandersetzung mit den möglichen Emotionen bei der Arbeit lässt sich die Gefahr der emotionalen Überbelastung eindämmen. In einer reflektierten Konfrontation mit dem Thema Emotionen könnten die Pflegeschülerinnen angemessene Bewältigungshilfen erlernen und erkennen, dass Emotionen als Teil des Menschseins auch zur Arbeit gehören. Die „Nachwirkungen" der Emotionen bei der Pflegearbeit könnten analysiert und die Konsequenzen in der Ausübung der Pflege könnten benannt werden.

Einige Auszubildende sehen für sich einen deutlichen Zusammenhang von Ekel, Wut und Distanzierung, was der Feindseligkeitstrias von Izard (1981) entspricht. Sie machen deutlich, dass Wut jedoch vornehmlich dem moralisch erzeugten Ekel entspringt und eher nicht aus sensorischer Ekelerregung entsteht. Die Pflegeschülerinnen stellen heraus, dass die zu Pflegenden nichts „dafür können", wenn sie unansehnliche Wunden haben oder aber die Ausscheidungen mit ekelerregenden Begleiterscheinungen einhergehen. Infolgedessen kann daraus keine Wut entstehen. Die Frage, die sich im Verlauf der Auswertung herauskristallisierte, nämlich welche Bedingungen oder Faktoren dazu beitragen, dass die Ekelschwelle in eine bestimmte Richtung zu verschieben ist, wurde in den Interviews implizit beantwortet. Nach Angaben der Schülerinnen handelt es sich bei den Faktoren um eine Reihe von Ressourcen und um eine Vielzahl von Belastungen, welche die „Lage" der Ekelschwelle beeinflussen.

3. Forschungsvorgehen

Tabelle 1: Bedingungen für die Verschiebung der Ekelschwelle

Strukturell:

Betrieb: Architektur, Zeitmangel; mangelnde Anerkennung der Arbeitsleistung, fehlende IBF, kein Bildungsurlaub, keine Dusch- und Waschräume für die Mitarbeiterinnen, Techniken der Entsorgung veraltet, Farbgebung entsprechend der Färbung von Ausscheidungen, wenig/keine Fenster in Pflegearbeitsräumen

Schule: fehlende Loyalität bei den Lehrerinnen, Mentorenkonzept, Architektur

Kollegen: mangelnde Anerkennung der Arbeitsleistung, geringer Ausbildungsstand, Unverständnis, Schülerinnen nur als Arbeitskräfte verstehen, unausgeglichenes Arbeitsklima, fehlende Solidarität, „Jobverständnis", mangelndes Hygienebewusstsein, Gefühlskälte, fehlende Gefühlskultur, inhumanes Vorgehen, Respektlosigkeit

Gesellschaft: Tabuisierung von Emotionen, einengende Gefühlsregeln, Präsentation einer fast ausschließlich formschönen duftenden Welt in den Medien, Singularisierung der Menschen, fehlendes natürliches Umfeld zum Erlernen des Umganges mit Emotionen

Intrapersonal: Unkenntnis, Zeitdruck, fehlende Erfahrung im Arbeitsfeld, Tagesform, Machtlosigkeit, Angst, Überforderung, Unverständnis des Umfeldes, fehlende Begleitung im Praxiseinsatz, Zeitmangel, viele sensorische Reize, moralische Reizung, verlorener Idealismus, private Problemlagen, nicht darüber reden dürfen/können, Sinnlosigkeit der Arbeit, unfreundliche Mentoren erleben, von Negativem überrascht werden, Schockiert sein, Ausweglosigkeit, Von Gefühlen überwältigt werden

B E L A S T U N G E N

Ekel wird erlebt und als Belastung empfunden, die Handlungsfähigkeit bricht zusammen, es folgt eine Distanzierungsreaktion

Ekelschwelle — Ekelschwelle — Ekelschwelle — Ekelschwelle — Ekelschwelle — Ekelschwelle

Ekel wird erlebt, aber die Handlungsfähigkeit bleibt erhalten

      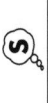

Strukturell: **Betrieb:** positive Atmosphäre bei der Arbeit, Ausreichend Zeit, die Arbeit zu beenden, Mentorenkonzept ausbauen, hygienische Arbeitstechniken unterstützen, „Handwerkszeug" bereitstellen, BU, IBF, Workshops, Bereitstellung von Schutzkitteln als Begrenzung für „Privat" und „Pflegehandlung", Legitimation von Emotionen, Institutionelle Verankerung von Gefühlsarbeit

Schule: Unterstützung von Lehrerinnen, Schutzraum bieten für Diskussion über Emotionen, behutsam an Tabuthemen heranführen, Praxisanleitung durch, den Schülerinnen zugewandte Praktikerinnen/ Mentorinnen, Wissen über Bedeutung von Emotionen/Ekel erweitern, Bedeutung von Gefühlsarbeit kennen lernen

Kollegen: Unterstützung von Kolleginnen, zu Zweit arbeiten, ausreichend ausgebildete adäquate Bewältigungsstrategien, Solidarität, Wissen über Emotionen, Soziale Kompetenz, Professionalität, Schülerinnen als Ganzheit verstehen, Gefühlskultur auf den Stationen ausbilden, Gefühlsarbeitsspezialisten herausbilden, Gefühlsarbeitsteilung, Teamgeist

Gesellschaft: Enttabuisieren von Emotionen, Anerkennung der pflegerischen Arbeit und der pflegerischen Profession

Intrapersonal: Vorerfahrungen aus den Privatleben, Partnerschaft, Freundeskreis, Klare Identifikation von Pflegehandlungen, Mentale Techniken, Selbstpflegefähigkeit, Aktivierung positiver Emotionen, Wissen über Emotionen, Soziale Kompetenz, Sicherheit in der Arbeit durch Faktenwissen, Gewöhnung, Erfahrung haben, Ablenkung, Mitgefühl, Tagesform, Wissen „es gelingt", Selbsterfahrung, Mitleid, Ausgeglichenes Selbst, Selbstbewusstsein, Fähigkeit Vertrauen herzustellen, berufliches Selbstverständnis, die Arbeit ist wichtig & richtig, Empathie, Idealismus, Altruismus, Reden können, Verstanden werden, gute Arbeit leisten, Wohlfühlen der Schülerin und des zu Pflegenden, ausgeglichenes Vegetativum, Erfassen können eines Gesamtkontextes, Bewältigungsstrategien kennen, Fertigkeit der Gefühlsregulierung, Fähigkeit des Aushalten Könnens, Fokus verändern können, Achtung vor der Würde des anderen haben, Achtung für sich selbst erfahren

3.5. Empfehlungen seitens der Schülerinnen für die künftige Ausbildungsgestaltung

Die Schülerinnen haben in ihren Gesprächsbeiträgen unter anderem deutlich gemacht, dass das Nachempfinden von Patientinnenperspektiven sehr zur Entwicklung ihrer Empathiefähigkeit beigetragen hat. Trotzdem müssen sie auf Bewältigungsstrategien zurückgreifen, um in unangenehmen Situationen handlungsfähig zu bleiben. Die entstehenden Gefühle müssen bearbeitet werden, schon um der eigenen seelischen Gesundheit willen. Sie fühlen sich aber nicht immer wohl, wenn sie Strategien nutzen. Sie empfinden es den zu Pflegenden gegenüber sogar als unpassend, sich selbst die Situation erträglicher zu gestalten. Die Auszubildenden begründen diese zwiespältigen Gefühle unter anderem damit, dass es für sie nicht immer einfach ist, einen Dienstleistungsberuf auszuüben. Sie fühlen sich als Opfer der gesellschaftlichen Erwartungen an ihre Berufsgruppe. Des Weiteren denken sie, dass sie kaum Chancen haben, diese Erwartungen, zum Beispiel in Form von Gefühlsregeln, irgendwie zu verändern. Die Strategienutzung scheint dann der Weg zu sein, Gefühlsregeln einzuhalten, die sie nicht selbst entworfen haben und gleichzeitig zu verhindern, dass die Patientinnen sich nicht wohl fühlen. Berechtigterweise erwarten die Pflegeschülerinnen daher von ihrer Schule Hilfestellung, indem dort ein Schutzraum angeboten wird, wo sie sich mit den Diskrepanzen zwischen eigenen und fremdem Erwartungen sowie den eigenen Möglichkeiten angstfrei auseinandersetzen können. Vergleichbares wünschen sie sich auch für die, seit Jahren in der Pflege tätigen Praktikerinnen. Nach Ansicht der Auszubildenden haben sich diese bereits sehr von ihren Gefühlen entfremdet, was in deren negativen Routine zum Ausdruck kommt.

Ein weiterer Veränderungsvorschlag der Schülerinnen ist die Einrichtung von Supervisionsgruppen speziell für Schülerinnen. Sie glauben, in der Ausbildung einen anderen Stellenwert bei der Arbeit zu haben als die examinierten Pflegekräfte. Dadurch wird auch andere Form von Supervision notwendig. Die Schülerinnen stellen fest, dass dafür zwar kein Geld bereit steht, nehmen aber an, dass so sehr viele Pflegende trotz

Beanspruchung gesund blieben und ihren Beruf langfristiger ausüben könnten. Woher sie die Erkenntnis haben, dass für solche Maßnahmen kein Geld zur Verfügung steht, konnte bei der Auswertung nicht ermittelt werden. Von der Schule wünschen sich die Auszubildenden mehr Loyalität, wenn es um Krisensituationen auf den Stationen, beispielsweise um Auseinandersetzungen mit den Mentorinnen geht. Bildungsurlaube zum Thema „eigene Gefühle bei der Arbeit", wo das Thema Ekel enthalten sein sollte, halten die Pflegeschülerinnen schon deshalb für angebracht, weil sie „fern der Schule und der Arbeit", die schwierigen Situationen „unter sich" besprechen können. Die Klassenkameradinnen wissen schließlich, worum es geht und gemeinsam können Bewältigungshilfen diskutiert und angeboten werden. Es wird auch der Vorschlag gemacht, spezielle Personen – beispielsweise eine Seelsorgerin, eine erfahrene Pflegende oder eine Vertrauenslehrerin – zu etablieren, die situationsbezogen bereit steht, um den Schülerinnen im Einzelfall Unterstützung in Fragen zur Emotionsbearbeitung anzubieten. Von ihren Betrieben wünschen sich die Auszubildenden, dass sie den Examinierten, aber auch den Helferinnen ermöglichen, sich mit ihrem Gefühlen auseinander zu setzen. Die Schülerinnen sehen darin zwei Vorteile für sich. Einerseits könnten sie die, in diesem Sinne weitergebildeten Pflegenden als Lernquelle nutzen und andererseits würden die Pflegenden eine weniger distanzierte Haltung zu ihren Interaktionspartnern einnehmen.

Im anschließenden 4. Kapitel werden diese Forschungsergebnisse mit den Grundaussagen der Literaturrecherche vergleichend diskutiert.

4. Diskussion der Ergebnisse unter der besonderen Berücksichtigung der Pflegeausbildung

Im Folgenden werden die Ergebnisse der Literaturrecherche mit denen der Interviews verknüpft. Die Resultate der Literaturbearbeitung geben die Ansicht der Autorin wieder, da auf dem Weg zur inhaltlichen Bestimmung der Begriffe die persönlichen Auffassungen und Standpunkte zur Auswahl der Textstellen und Zitate beigetragen haben.

In der Literaturrecherche wurden die Ziele verfolgt, die Bedeutung der Worte Gefühlsarbeit, Gefühlsmanagement und Emotionsregulierung und einer Verbindung zur Pflegeausbildung festzustellen, sowie die begrifflichen Inhalte der Worte Gefühl, Emotion und Affekt zu bestimmen. Weiterhin war es das Ziel, einen Einfluss von Gefühlsarbeit und Emotionsregulierung auf die pflegerische Versorgung von Menschen nachzuweisen und eine Verbindung von Gefühlen und Stress zu identifizieren. Abschließend wurde der Begriff „Ekel" als ein reales Phänomen in der Pflegearbeit beschrieben und seine Bedeutung auf individueller wie sozialer Ebene untersucht.

4.1. Technologische Sichtweise auf die Gefühle

Die Autorinnen Benner und Wrubel (1989/1997) vertreten in ihrer Veröffentlichung die Ansicht, dass Emotionen einen qualitativen Inhalt haben und sie Emotionen als Ausdruck der körperlichen Intelligenz verstehen. Die Emotionen stellen ihrer Meinung nach die Verbindung zwischen Person und Situation her und erhalten so eine positive Bedeutung für das Individuum, da sie nicht mehr nur als Störung der Rationalität verstanden werden müssen. Die Autorinnen beklagen die technologische Sichtweise auf die Gefühle, die aus Emotionen eine instrumentalisierte Ware entstehen lässt. Dies trägt dazu bei, dass den Menschen der Kontakt zur Bedeutung und zur wegweisenden Funktion der Gefühle verloren geht. Die Reduzierung der Fähigkeit, die eigenen Gefühle und die Gefühle anderer zu verstehen und angemessen darauf zu reagieren,

wird als eine Folge der Entfremdung von den eigenen Gefühlen darge-
stellt. Benner und Wrubel machen deutlich, dass durch das Ignorieren,
Leugnen oder Vermeiden von Emotionen die Gefühle unter Umstän-
den eine machtvolle Bedrohung darstellen können, während durch das
Anerkennen von Gefühlen Entscheidungsfreiheit und persönliches
Wachstum entsteht.

Die oben benannte technologische Sichtweise auf die Gefühle ist
auch den Pflegeschülerinnen bekannt, die versuchen, nicht nur „ihren
inneren Schweinehund" zu überwinden, sondern auch sich „zusammen
zu reißen". Dass die Auszubildenden dadurch die Fähigkeit verlieren,
die eigenen Gefühle und die der anderen zu verstehen, kommt in den
Interviews nicht zum Ausdruck. Doch gerade dieses „nicht zum Ausdruck kommen" könnte einen klassischen Interpretationsfehler enthalten, denn es ist kaum anzunehmen, das eine Pflegeschülerin diese ver-
lorene Fähigkeit benennen könnte. Vielmehr ist anzunehmen, dass die
Schülerin B, die eingangs ein bestehendes Ekelgefühl dementierte und
es später doch benennen konnte, bereits unter der Entfremdung von den
eigenen Gefühlen leidet. Abgesehen von dieser herausstechenden Aus-
nahme betonen die Schülerinnen, dass es zu den wichtigsten Bewältigungsstrategien gehört, mit anderen über die belastenden Situationen
zu sprechen und von ihnen verstanden zu werden. Der Kontakt zu den
eigenen Emotionen scheint also sichergestellt. Nichts desto trotz empfinden die Schülerinnen den Ekel als eine Störung in ihrem Arbeitsablauf,
die Bewältigungsstrategien notwendig macht.

4.2. Psychische Verfassung mit passendem physischen Ausdruck

Hochschild kommt 1983 zu der Auffassung, dass personenbezogene
Dienstleistungsarbeit aus den Anteilen körperlicher, geistiger und
Gefühlsarbeit bestehen. Dies beinhaltet, dass die Gefühlsarbeit einen
Tauschwertcharakter hat. Das Produkt der Arbeit ist die Herstellung
einer psychischen Verfassung – entweder die des Gegenübers oder die
eigene – die mit Lohn abgegolten werden müsste. Desgleichen macht

Hochschild deutlich, dass es sich bei der Gefühlsarbeit um intrapersonale Vorgänge handelt, wo Körper und Seele eingesetzt werden, um einen Gefühlsausdruck hervorzurufen. Dies kann zur Entfremdung von den eigenen Gefühlen führen. Hochschild erklärt, dass gerade Frauen, unter Berücksichtigung der Interessen von Institutionen und den Erwartungen der Gesellschaft, ihre eigenen Gefühle zurück stellen. Dadurch wird in der Öffentlichkeit die Ansicht gestützt, Frauen seien in Gefühlsdingen gewandter und könnten auch negative Gefühle besser verkraften. Ihre angeblich höhere Toleranz, Ärger zu ertragen, führt häufig dazu, dass sie Angriffen und Verletzungen vermehrt ausgesetzt werden.

Unter diesem Blickwinkel bringen die Befragten deutlich zum Ausdruck, dass es in vielen Situationen notwendig ist, eine psychische Verfassung mit passendem physischem Ausdruck herzustellen, die nicht unbedingt dem tatsächlichen Gefühl entspricht. Die Pflegeschülerinnen möchten unter allen Umständen vermeiden, dass die zu Pflegenden merken, wie es in ihrer Psyche aussieht, weil sie befürchten, die zu Pflegenden mit einer negativen Emotionsexpression zu verletzen. Einen Lohn fordern sie dafür nicht materiell, sondern die Auszubildenden wünschen sich ideelle Unterstützung. Sie möchten für ihre Arbeit anerkannt werden und für sich selbst Respekt erfahren. Dies wird in den Aussagen deutlich, wo sich die Schülerinnen zum Dienstleistungscharakter ihrer Arbeit äußern. Sie beklagen, dass immer die zu Pflegenden im Zentrum des Interesses stehen und die Pflegenden eine nachgeordnete Rolle spielen.

Dass sie als Frauen besonders unter den Erwartungen der Öffentlichkeit leiden, ist den Pflegeschülerinnen nicht bewusst. Aber es ist ihnen schon klar, dass sich die Gesellschaft in ihr Gefühlsleben hineindrängt, denn sonst fühlten sie sich nicht *gezwungen*, ihre Gefühle zu modellieren und hinten an zu stellen. Eine Auszubildende macht deutlich, dass ihre Gefühle erst dann in der Interaktion ein Thema werden, wenn die zu Pflegenden einen „Redebedarf" anzeigen. Ansonsten gehen ihre Gefühle keinen etwas an.

4.3. Einhalten von Gefühlsregeln

In der Auswertung der Literatur konnte festgestellt werden, dass Elias 1976 einen Einfluss der Gesellschaft auf das Denken, Handeln und Fühlen ihrer Mitglieder nachgewiesen hat. Elias stellt die Ausdifferenzierung von Gefühlsregeln fest, die sich auf die Regulierung der eigenen und der Gefühle anderer bezieht, um unter anderem zwischenmenschliche Konflikte zu minimieren. Die Mechanismen dieser Gefühlskontrolle können zu intrapsychischen Spannungen führen.

An der Differenzierung von Gefühlsregeln konnten sich die Pflegeschülerinnen noch nicht beteiligen. Dem ungeachtet sind sie diejenigen, die diese Gefühlsregeln als Zwang von außen erleben und das Gefühl haben, alles tun zu müssen und sich gleichzeitig nicht dagegen wehren zu dürfen, wenn sie sich von Patientinnen oder Kolleginnen verletzt oder respektlos behandelt fühlen. Dass *sich einfügen müssen* bei gleichzeitigem *nicht wehren dürfen* gibt schon einen Hinweis darauf, welches Ausmaß die intrapsychischen Spannungen der Pflegeschülerinnen annehmen könnten.

Gerhards (1988), der in seiner Veröffentlichung die Verbindung der Gefühle zur Ökonomie unter dem Blickwinkel ihrer Auswirkungen auf Organismusebene und sozialer Ebene herstellt, arbeitet den Sinn einer Modulation von Gefühlen heraus, die dazu beiträgt, unangenehme Situationen zu vermeiden und so die Gefühlsregeln der Gesellschaft einzuhalten. Gerhards kommt zum Schluss, dass Frauen, bedingt durch ihre Sozialisation zum Altruismus, besonders gute Gefühlsarbeit leisten.

Wie schon zuvor angedeutet, erleben die Pflegeschülerinnen zwar, wie sinnvoll eine Modulation von Gefühlen sein kann, mit der häufig Unstimmigkeiten oder gar Ärger vermieden werden können. Aber sie bemerken dabei ihre zwiespältige Haltung, die sie zwingt, eigene Gefühle hinten an zu stellen. Die Sozialisation zu Selbstlosigkeit scheint nicht mehr so uneingeschränkt zu bestehen, wie noch von Gerhards dargestellt. Die Schülerinnen sehen durchaus ihre eigenen Wünsche und Möglichkeiten, wobei die bestehenden Gefühlsregeln die Artikulation dieser Wünsche zu behindern scheinen. Dass die Schülerinnen ihre

Gefühle tatsächlich modellieren, findet in den vielen Strategiebeispielen seinen Ausdruck. Sie haben zahlreiche Bewältigungshilfen entwickelt, mit denen sie einerseits ihre Handlungsfähigkeit erhalten und andererseits den Emotionsexpressionserwartungen der Gesellschaft gerecht werden können. Ob sie eine *bessere* Gefühlsarbeit leisten als ihre männlichen Kollegen, wurde in den Interviews nicht thematisiert.

4.4. Gefühle als Störvariable

Dunkel (1988) misst die Bedeutung der Gefühle nicht an den intrapersonalen Konsequenzen, sondern beschreibt Gefühle als störende Variablen im zweckrationalen System der Dienstleistungserbringung. Dieser Störfaktor wird von den Schülerinnen auch als solcher benannt. Nach Dunkel verhalten sich weder Leistungsgeber noch Leistungsnehmer sachbezogen und zweckrational, und obendrein gelten Gefühle für den Verlauf einer Interaktion als konstitutiv. Aus diesem Grund muss der Umgang mit Gefühlen als fachliche Qualifikation angesehen werden. Dunkels Definition umfasst drei Dimensionen von Gefühlsarbeit: die Arbeit an den Gefühlen anderer, die Arbeit an den eigenen Gefühlen und die Nutzung empathischer Fähigkeiten. Die menschliche Expressivität wird so zum Gegenstand, zur Bedingung und zum Mittel der Bewältigung beruflich-fachlicher Aufgabenstellungen, die gegen Lohn verkauft werden könnte.

Die Auszubildenden der Pflege versuchen die Störvariable „Gefühl" auf einer abstrakten Ebene zu bearbeiten, damit dieser Störfaktor aus der Betrachtung einer komplexen Situation erst einmal heraus gelassen werden kann. Der Sinn liegt für die Schülerinnen darin, dass so die Situation sachlich betrachtet werden kann und ihnen eventuell schneller *gute* Lösungen einfallen. Ihnen scheint dabei jedoch nicht bewusst, dass trotz dieser rationalen Betrachtungsweise die Gefühle weiterhin in der Situation fortwirken. Laut Benner und Wrubel kann dies nicht der richtige Weg sein, mit den Gefühlen in einer Situation umzugehen, da die Emotionen so zu einer machtvollen Bedrohung werden könnten.

Die Angst vor der Irrationalität der Gefühle, von der die Pflegeschülerinnen in ihrem schulischen und pflegerischen Umfeld geprägt werden, unterstützt den Versuch, eine Zweckrationalität einer Interaktion herzustellen. Die Pflegeschülerinnen drücken diese Form der Versachlichung sogar mit einem gewissen Stolz aus, wenn sie sagen, sie würden sich an dieser Stelle „professionell" verhalten. Professionalität und Versachlichung scheinen für die Schülerinnen zusammen zu gehören. Die Auszubildenden sehen sich so in der Lage, eine gewisse Distanz zum Geschehen aufzubauen, von der sie annehmen, die sei in ihrem Beruf erforderlich, um psychisch gesund zu bleiben.

Dies alles erweckt den Eindruck, als seien die Pflegeschülerinnen sehr gut in der Lage, ihre Gefühle zu regulieren. Bei genauer Betrachtung zeigt sich aber, dass die Pflegeschülerinnen ihre Gefühle nur unter vielfachem Einsatz von Bewältigungshilfen modellieren und oft Gewissensbisse entwickeln, wenn es um die Frage der Legitimität dieser Strategien geht. Daher erscheint es positiv, dass in den Berichten der Schülerinnen zum Ausdruck kommt, dass nicht nur die Nichtbeachtung der Gefühle eine Bewältigungsstrategie ist, sondern auch dem gemeinsamen Austausch in Gesprächen eine äußerst hohe Bedeutung beigemessen wird. Der von Benner und Wrubel angesprochene Formalismus wird an dieser Stelle unterbrochen und es kommt zu einer Anerkennung und Bearbeitung der Gefühle.

Die Möglichkeiten eines angemesseneren Umgangs mit Emotionen in der Pflege stehen den derzeit in der Pflege Tätigen scheinbar nur eingeschränkt zur Verfügung. Während die Pflegeschülerinnen durch eine Akzentverschiebung in der Pflegeausbildung bereits einige Möglichkeiten der adäquaten Gefühlsbearbeitung benennen können, scheinen die gesetzten Gefühlsregeln beziehungsweise Tabus die Praktikerinnen darin zu behindern, einen *guten* Kontakt zu den eigenen Emotionen aufrecht zu erhalten.

4.5. Gefühle als ein Teil Arbeit

Die Veröffentlichung von Anselm Strauss und Mitarbeitern (1980) konzeptionalisiert Gefühle zum ersten Mal als eine Arbeit, die im Dienst des Hauptarbeitsverlaufes Energie, Zeit, Können, Geld und Arbeitsteilung erfordert. Nach Strauss´ Ansicht gilt Gefühlsarbeit nicht als Störfaktor im Arbeitsverlauf, sondern durch die Gefühlsarbeit wird ein bedeutender Teil von Nichtgefühlsarbeit überhaupt erst ermöglicht. Er geht ferner davon aus, das eine unangemessene Gefühlsarbeit Folgen für das Gefühlsleben und die Mitwirkungsfähigkeit der Patientinnen hat. Wäre Gefühlsarbeit ein nachweisbarer, institutionalisierte Teil der pflegerischen und medizinischen Intervention, hätten Fehlleistungen im Bereich der Gefühlsarbeit Sanktionen für die Belegschaft zur Folge. Es ist nicht bekannt, ob es bisher Sanktionen aufgrund nicht geleisteter Gefühlsarbeit gegeben hat.

Strauss und Mitarbeiter identifizieren 12 von einander unterscheidbare Arten von Gefühlsarbeit und legen damit einen Grundstein zum Erkennen, Benennen und Dokumentieren geleisteter Gefühlsarbeit. Derart bestätigbare Gefühlsarbeit könnte zu mehr Anerkennung von Gefühlen führen. Weiter könnte dokumentierbare und dadurch nachweisbare Gefühlsarbeit dazu beitragen, dass Gefühle bei der Arbeit wieder erlaubt wären und sie als ein Produkt der Arbeit in Rechnung gestellt werden könnten.

Das bewusste Einsetzen von Gefühlsarbeit wird von den Ausbildenden an den Beispielen „Mittrauern und Mitweinen", „Vertrauen herstellen", „Situationen mit den Patientinnen aushalten" und „Mitgefühl zeigen" beschrieben. Sie benennen die Gefühlsarbeitsformen zwar nicht Wortgetreu nach Strauss u. a., sondern eher in einer kontextbezogenen Erzählung, leisten diese Arbeit aber in deren Sinne. Die beschreibenden Worte nach Strauss u. a. sind den Schülerinnen wahrscheinlich einfach nicht bekannt. Hier wäre also die Intervention der Schule gefragt, den Schülerinnen dieses Vokabular zur exakten Benennung ihrer Gefühlsarbeit an die Hand zu geben, damit nachfolgend eine Dokumentation der verschiedenen Gefühlsarbeitsarten möglich wird.

Betrachtet man die Gefühlsarbeitsarten nach Strauss unter dem Gesichtspunkt des Alltagsgeschehens auf einer Station mit pflegerischer Versorgung, so muss an dieser Stelle berücksichtigt werden, dass auch den Praktikerinnen diese Bezeichnungen von Gefühlsarbeitsarten eher unbekannt sein dürften. Wahrscheinlich wissen die Pflegenden, dass sie in irgendeiner Form Dinge tun, die mit Gefühlen zu tun haben, aber messen dem nicht die Bedeutung einer *Arbeit* zu. Sie würden diese Umgehensart mit Gefühlen und zu Pflegenden wohl eher unter „das gehört ja wohl dazu" abbuchen. Dem entsprechend haben Gefühlsarbeitsformen keine eigenen Bezeichnungen und so keine besondere Bedeutung. Die Gefühlsarbeitsformen können nicht genau benannt werden und „fallen daher unter den Tisch".

4.6. Beanspruchung durch Gefühle

Badura gelangt in seinem Artikel zu der Auffassung, dass das Beachten der Gefühle anderer bei Vernachlässigung der eigenen Gefühle, zu schweren emotionalen Überforderungen führen kann. Er sieht den Menschen als deutendes, zweck- und wertrationales, problemlösendes Wesen, das in der Lage ist, mehr oder weniger bewusst Gefühle zu regulieren. Die Emotionsregulierung versteht er als einen völlig anderen Teil von Dienstleistungserbringung, der Kooperation und gegenseitige Kenntnisnahme verlangt. Dabei kann der Kontakt- und Kommunikationszwang der Interaktionspartner zu einer Gefühlsdauerbelastung führen, insbesondere dann, wenn tatsächliche Gefühle nicht mit den sozial erwünschten Gefühlen übereinstimmen. Das Unterdrücken negativer Gefühle und das Erzeugen eines positiven Gefühlsausdrucks können bei andauernder Belastung zu einer Beeinträchtigung des eigenen Gefühlslebens und des Interaktionsvermögens führen, die Badura als Interaktionsstress deklariert. Dieser Stress kann nach seiner Meinung mit Unterstützung durch Gleichbetroffene bewältigt werden, wenn sich kognitiv anregende und emotional befriedigende Beziehungen entwickeln lassen. Gelingt eine Stressbewältigung nicht, so sagt Badura den Betroffenen die Möglichkeit der Entstehung eines „Burn-out-Syndroms" voraus. Es wurde nicht deutlich, ob Badura das Wort Gefühle im Sinne der Definition des Wortes Emotion benutzt.

In den Berichten der Auszubildenden der Pflege kommt deutlich heraus, dass sie ihre Gefühle hinten an stellen und zuerst alles für die zu Pflegenden tun, um deren Genesungsprozess zu unterstützen. Die zu

Pflegenden sollten dabei nicht bemerken können, wenn es der Schülerin aufgrund der Versorgung nicht so gut geht. Eine emotionale Überforderung geben die Pflegeschülerinnen nicht ausdrücklich an, aber an einigen Aussagen lässt sich die emotionale Beanspruchung dennoch ablesen. Hier sei besonders die Distanzierung von den zu Pflegenden genannt, die sich darin äußert, dass die Schülerinnen vermeiden, in das Zimmer zu gehen, in dem eine emotionale Belastung zu befürchten ist. Wenn sie es jedoch schaffen – schaffen müssen – sich zusammen zu reißen, dann versuchen sie, den zu Pflegenden einen positiven Eindruck zu vermitteln und der gesamten Situation einen positiven „Touch" zu geben. Die Schülerinnen beschreiben, wie sie sich vor der Tür innerlich „sammeln", um jenes hinter der Tür besser bewältigen zu können. Wenn es den Schülerinnen möglich ist, suchen sie sich im Anschluss an die belastende Situation eine geeignete Gesprächspartnerin, mit der sie das Erlebnis besprechen können. Die Interviewten betonen, dass diese Gespräche nicht immer wertfrei verlaufen, aber je vertrauter die Gesprächspartnerin ist, desto weniger Wertung scheint nötig, um die eigene Belastung mit der richtigen Gewichtung darzustellen. Es scheint fast so, dass die Wertungen dann besonders stark ausfallen, je weniger die Gesprächspartner miteinander vertraut sind. Je weniger Vertrauen unter den Sprechenden besteht, desto drastischer muss die Wortwahl sein, damit das Gegenüber das eigene Leiden versteht und anerkennt. Diese Hypothese von einer Beziehung zwischen Vertrautheit und Wortwahl wäre jedoch an anderer Stelle zu belegen.

Wüssten die Pflegeschülerinnen von der Erkenntnis, dass Emotionsregulierung als ein besonderer Teil von Dienstleistungserbringung verstanden wird – als ein anerkanntermaßen schwieriger Teil –, der Kooperation und gegenseitige Kenntnisnahme erfordert und wüssten sie davon, dass es dokumentierbare Gefühlsarbeitsarten gibt, so ist anzunehmen, dass die Möglichkeiten einer Gefühlsdauerbelastung entschärft werden könnten. Die Schülerinnen könnten sich in einem anderen Licht mit ihren Gefühlen bei der Arbeit auseinander setzen, ohne Angst vor Repressalien haben zu müssen.

4.7. Einfluss des Ekelempfindens auf die Tätigkeit

Gegenstand dieser Arbeit ist, neben der Bedeutung der Emotionsregulierung für Auszubildende in der Pflege, die Frage nach dem Einfluss des Ekelempfindens von Pflegeschülerinnen auf deren Tätigkeit.

Ihre Formen von Emotionsregulierung können Schülerinnen sehr genau beschreiben. Das gilt besonders für die Emotionsexpression und deren Modellierung. Dagegen wird die intrapersonale Komponente der Emotionsregulierung nur angedeutet. Gleichwohl wird der Gefühlswiderstreit in den Berichten deutlich, in denen in detailreichen Schilderungen die Vorgehensweise während des Durchlebens negativer Emotionen beschrieben wird. Die Pflegeschülerinnen erleben eine Ekelerregung als ein individuelles, situationsgebundenes Geschehen. Sie sind sehr wohl in der Lage, durch Erfahrungen aus anderen Situationen Vorhersagen darüber zu treffen, wie sie sich wahrscheinlich in einer fiktiven Situation verhalten würden.

4.7.1. Biologische Sicht

Das sich Ekeln ist stammesgeschichtlich festgelegt und wird, durch seinen kommunikativen Charakter, von allen Menschen in allen Kulturen an den gleichen Reaktionen erkannt. Dabei läuft der Ausdruck der Ekelerregung nach einem typischen Programm ab, in dem der Lippenhebermuskel aktiviert wird und es zu einer Veränderung der Herzrate, des Pulses, der Atemfrequenz, des Muskeltonus kommt. Die Betroffenen beginnen zu schwitzen, ihre Reaktionsbereitschaft steigt bis hin zur Auslösung einer Fluchtreaktion. Es folgt die physiologische Reaktion des sich Abwendens von der ekelerregenden Situation. Da es sich um einen Affekt handelt, hat das Individuum kaum Möglichkeiten die Affektexpression zu verhindern, kann sie jedoch in einem gewissen Masse durch Gewöhnung abtrainieren.

Die einzelnen Interviewpartnerinnen beschreiben sehr eindrücklich, dass insbesondere negative Gefühle ihre Bewegungsabläufe lenken und die Bewegungsrichtung verändern können. Falls die Schülerinnen dies schildern, folgt meistens ein entschuldigendes Wort in dem Sinn

„Ich bin ja auch nur ein Mensch". Ihnen scheint nicht bekannt zu sein, dass stammesgeschichtliche, physiologische Gründe vorliegen, die diese reflexartige Bewegung provozieren, wenn sie sich abwenden. So haben die Schülerinnen den Eindruck, sie müssten sich dafür entschuldigen, wenn ihre Bewegungsrichtung beispielsweise durch eine Ekelerregung „gestört" wird. Deshalb üben sie dann auch, ihr Gesicht starr zu halten und das Lächeln beizubehalten, damit die Patientinnen nichts merken.

Die Schülerinnen akzeptieren den Ekel zwar als einen Teil ihrer täglichen Arbeit, auch wenn dieser Primäraffekt stört, aber „er ist nun mal da". Auf dieser Basis haben die Pflegeschülerinnen einige Umgangsformen und Bewältigungsstrategien entwickelt, die es ihnen ermöglichen, trotz einer Ekelauslösung weiter zu arbeiten. Der Weg, Strategien zur Erhaltung der Handlungsfähigkeit zu entwickeln, war für einige Schülerinnen mit zum Teil emotional schmerzhaften Erlebnissen verbunden. Einige Auszubildende stellten aufgrund dieser Traumata sogar ihre Berufswahl in Frage. An diesem Punkt wäre wieder die theoretische Ausbildung in der Pflicht, die Pflegeschülerinnen über die Bedeutung von Emotionsregulierung und besonders über den Einfluss des Ekels auf die Aufgabenbewältigung zu informieren. Es wären von den Schulen geeignete Methoden zu entwickeln, den Schülerinnen eine Auseinandersetzung mit ihren Emotionen zu ermöglichen und so eine Entfremdung von den Gefühlen zu verhindern.

Die Ekelempfindung wurde zu Beginn der Ausführungen den Affekten zugeordnet, Emotionen mit großer Intensität, die sich kurzfristig und situationsgebunden einstellen. Um die möglichen Konsequenzen einer Ekelerregung innerhalb eines pflegerischen Versorgungsverlaufs voraussehen zu können, wurden Ursprung und Bedeutung dieses Primäraffektes geklärt. So ist der Ekel ein physiologisches Phänomen, welches das stark unlustbetonte Gefühl des Widerwillens präsentiert. Beim Ekel handelt sich um einen Schutzmechanismus, der das Individuum vor der Aufnahme beispielsweise verdorbener Nahrung warnt. Roth (2001) veranschaulicht, dass Gefühle und Affekte in die Verhaltensplanung eingreifen und bei der anschließenden Handlungsauswahl mitwirken.

Im Falle der Ekelerregung bedeutet das die Unterdrückung bestimmter Handlungen und die Veränderung der Bewegungsrichtung weg vom Objekt der Ekelerregung.

Diese Aussagen wurden oben bereits diskutiert, doch soll an dieser Stelle hervorgehoben werden, welche große Bedeutung dem Wissen über diese Zusammenhänge beigemessen wird. So erscheint es durchaus möglich, dass durch das Wissen über die stammesgeschichtliche Entwicklung des Ekels und seine „Eingreifmöglichkeit" in die Handlungsauswahl, sowie dem Wissen über den interkulturellen kommunikativen Charakter dieses Affektes, mit dieser Emotion neue Umgangsformen ermöglicht werden, die nicht bei der Pflegeschülerin „Halt" machen, sondern die zu Pflegenden mit einschließen. Die Pflegeschülerinnen wären in der Lage, scham- und angstfreier mit den Patientinnen und Bewohnerinnen über negative Emotionen zu sprechen. Dabei geht es dann nicht mehr um Schuldzuweisungen, woran sich der Ekel entzündet hat, sondern um das gegenseitige Verständnis in einer schwer zu ertragenden Situation. Sicher müssten die Schülerinnen auch weiterhin die Affektexpression kontrollieren, um die zu Pflegenden nicht zu schockieren, aber wenn die zu Pflegenden sich nach dem Befinden der Pflegeschülerinnen erkundigen, wäre der Weg frei für eine weniger belastende Interaktion. Die Erkenntnis, dass die Patientinnen oder Bewohnerinnen in vielen Fällen sowieso die Ekelgefühle der Schülerin bemerken, könnte zu einem respektvolleren Umgang miteinander beitragen, denn die Auszubildende würde davon entlastet, zu erklären, es mache ihr *überhaupt* nichts aus. Gleichzeitig würden die Patientinnen davon entlastet, dem Glauben zu schenken, was die Pflegeschülerin behauptet, obwohl dies offensichtlich nicht so ist. Es kann daher angenommen werden, dass sich eine respektvolle und würdevollere Kooperation der Interaktionspartnerinnen entwickelt, wenn ein aufrichtiger und vertrauenswürdiger Umgang herrscht.

4.7.2. Soziologische Sicht

Nach soziologischen Gesichtspunkten dient der Ekel als Transporteur gesellschaftlicher Normen und unterliegt sowohl dem gesellschaftlichen wie individuellen Wandel. Nach Meinung von Overlander (1996) erzeugt die Verknüpfung von Sauberkeit und Moral Schamgefühle und Ängste, die mit einer Selbstdistanzierung einhergehen. In der Pflegearbeit bedeutet dies, dass das Peinlichsein einer Situation zu Reizbarkeit und Distanzierung führt und bezieht sich so auf die sogenannte Feindseligkeitstrias nach Izard. Der erlebte Ekel ist Betroffenen besonders peinlich, wenn er von anderen bemerkt wird. Das durch die Affektregulierung entstehende Verhalten gestaltet die pflegerische Interaktion mit. Mit diesen Aussagen bestätigt Overlander im Vorhinein die Ergebnisse der Interviewstudie. Dabei verdeutlicht Overlanders Untersuchung zum Sprachgebrauch in Pflegelehrbüchern, dass der Ekel und die Ekelempfindung seit langem ein Thema in der Pflege sind. Während allerdings in älteren Pflegebüchern deutliche Worte für das Ekelerregende gefunden und Lösungsstrategien im Umgang mit Ekel angeboten wurden, sind in den neueren Pflegelehrbüchern alle Wörter, die eine unangenehme Assoziation zulassen könnten, durch eine „bereinigte" Wortwahl entfernt worden. Diese Entwicklung ist als ein Ausdruck zunehmender Distanzierung zu Körperfunktionen zu verstehen und gipfelt in dem völligen Verschwinden der Ekelthematik aus den gegenwärtigen Lehrbüchern.

Diese Ausradierung des Wortes Ekel konnte ebenfalls in der eigenen Literaturrecherche nachgewiesen werden. Wie muss sich eine Pflegende, ob in der Ausbildung oder examiniert, fühlen, wenn sie weder in Lehrbüchern, noch in pflegerischen oder medizinischen Lexika einen Anhaltspunkt zum Thema „Ekel" findet? Wenn dieser Affekt nicht einmal als Stichwort Anerkennung findet, muss die Pflegeschülerin doch annehmen, mit ihr sei „etwas nicht in Ordnung"!

Zudem kommt nach der Auffassung der Verfasserin es in unserer Gesellschaft gleichzeitig zu einer Minimierung der Möglichkeiten, sich mit den Körperfunktionen anderer Menschen auseinander zu setzen. Bei diesem Thema führt die Singularisierung der Haushalte und die Tendenz zum Einzelkind dazu, dass kaum noch Möglichkeiten vorhanden sind, in der natürlichen Umgebung einer Familie den ekelfreien Umgang mit Körperverrichtungen zu erlernen.

Sowohl die fehlenden Möglichkeiten, einen natürlichen, neutralen Umgang mit Ausscheidungsvorgängen von Familienangehörigen zu erlernen, als auch die „Reinigung" der Wortwahl zu einer kühlen, verwissenschaftlichten Sprache nimmt den Pflegeschülerinnen die Möglichkeit, adäquate Worte für ihre unter Umständen negativen Erlebnisse zu finden. Das Nichtvorhandensein von realitätsnahen und dennoch wertfreien Vokabeln, die ein ekelerregendes Erlebnis ausdrücken könnten, zwingt die Schülerinnen, entweder auf eine teilweise stark wertende Vulgärsprache zurückzugreifen oder völlig abstrahierend und versachlichend zu sprechen. Wenn beide Artikulationsformen der Auszubildenden als nicht angebracht erscheinen, bleibt nur noch das Schweigen. So gäbe es für die Pflegeschülerin kaum noch eine Gelegenheit für einen reflektierten Kontakt zu ihren Emotionen.

Sowinski stellte 1990 eindeutig die Verbindung zwischen Ekel als seelische Belastungssituation und dem „Burnout-Syndrom" her. Sie kommt weiter zu dem Ergebnis, dass das Zugeben von Ekel in der Pflege verpönt ist und so der Eindruck entsteht, dass Pflegende sich überhaupt nicht ekeln. Sie umschreibt das Sich Ekeln als ein Problem der kunstvollen Vermittlung von „Nähe zum Menschen" und „Distanz zum Leid", kommt aber nicht dahin, dass diese kunstvolle Vermittlung als eine fachliche Qualifikation anzuerkennen wäre.

Besonders zu Beginn der Ausbildung sind die Ekelerregung selbst und das mangelnde Verständnis im Arbeitsumfeld für das Ekelerleben Anlass dafür, dass die Auszubildenden ihre Berufswahl infrage stellen. Auch der Eindruck, sowieso nichts ändern zu können, trägt dazu bei, dass die Pflegeschülerinnen resignieren und sich außer Stande sehen, die Ausbildung zu Ende zu führen. Diejenigen, die diese Krisen beschrieben, bereiteten sich zur Zeit der Interviews jedoch auf ihre Abschlussprüfung vor. In den Gesprächen kam leider nicht zur Sprache, was den Schülerinnen geholfen hatte, diese Krisen zu überwinden und die Ausbildung doch zu beenden. Trotzdem lässt sich in den Berichten feststellen, wie sehr sich die Schülerinnen durch ihr Erleben belastet fühlen und sehr häufig nicht rechtzeitig die Hilfestellung bekommen, um zu lernen, wie viel Nähe sie zum Menschen gefahrlos zulassen können und wie viel Distanz sie zum Leid brauchen, um den Belastungen ihres beruflichen Alltages widerstehen zu können.

4.8. Einteilung des Ekelhaften

Wie zuvor Sowinski greift Kirsch 1995 das Thema unter Berücksichtigung der Wesensmerkmale einer Ekelerregung wieder auf. Sie stellt fest, dass über die Körperausscheidungen hinaus Fäulnis und Zerfall, sowohl auf Organismusebene wie auf gesellschaftlicher Ebene, einen Grund für Ekelerregung darstellen. Ihre Annahme, dass der Ekel ein Verdrängungsmechanismus sei, um den Gedanken über den eigenen Tod auszuweichen, stellt Kirsch am Ende ihres Artikels in Frage, weil sie nicht glaubt, dass Ekel und Tod derart einseitig miteinander in Verbindung stehen. Weiterhin fordert sie Rollenspiele in der Pflegeaus- und -weiterbildung, damit Pflegende mehr Möglichkeiten haben, sich ihren Gefühlen bei der Pflegearbeit zu stellen.

Eine Unterscheidung von Organismusebene und Gesellschaftsebene machen die Pflegeschülerinnen auch, wenn sie darstellen, was sie als ekelerregend empfinden. Neu ist jedoch die Skala, die sich aus den Berichten der Schülerinnen entwickeln lässt:

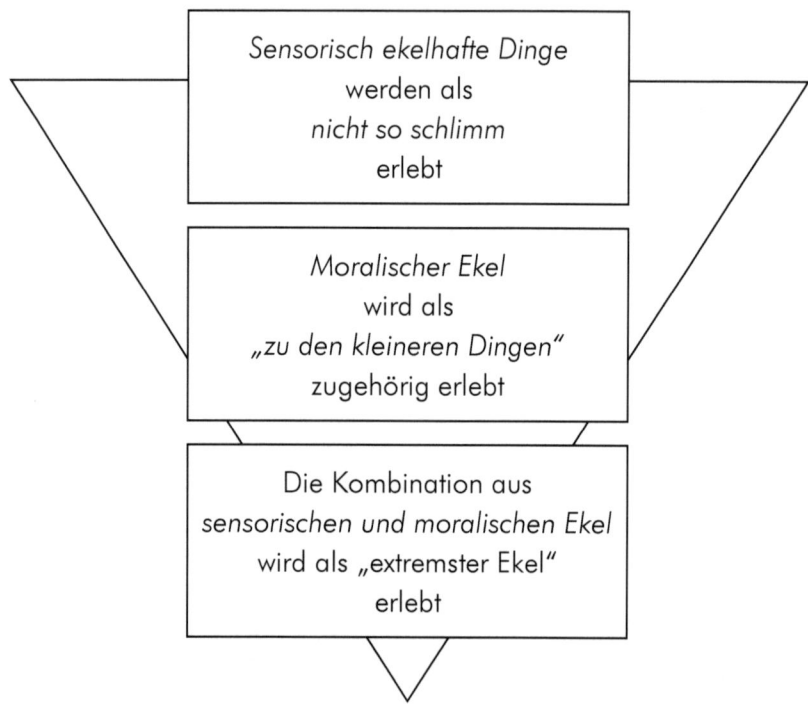

Abb. 2: Verhältnis der drei Formen der Ekelerregung zur Anzahl aller ekelerregenden Situationen

Die Einteilung nach sensorisch und moralisch ekelhaft entspricht den
Beschreibungen der Schülerinnen. Das auf die Spitze gestellte Drei-
eck im Hintergrund deutet die mögliche Anzahl der Situationen an. So
wird die Kombination aus sensorischem und moralischem Ekel, also das
absolut Ekeligste nicht sehr oft erlebt.

Der Vorgang des Sterbens oder der Tod an sich wurden in den Interviews nicht als ekelhaft identifiziert, sondern mit den Gefühlen von
Schockiertheit, Erschrecken und Angst durch Unwissenheit und Trauer
in Verbindung gebracht. In diesem Zusammenhang bedeutet für Pflegeschülerinnen das Nichtvorhandensein von akzeptablen Räumen, die
einen würdigen Abschied von Verstorbenen ermöglichen, eine gleich-

zeitig erwartete „Geheimhaltung" der Möglichkeit, dass Menschen im Krankenhaus sterben, und der Wunsch von Angehörigen und Pflegenden, einen würdevollen Abschied von Verstorbenen nehmen zu können, ein großes Dilemma. Dieser Konflikt wird durch die Haltung einiger Mitarbeiter noch verschärft, die der Ansicht sind, „im Krankenhaus wird nicht gestorben". Daher entsteht seitens der Institution vorerst kein Handlungsbedarf, an der Architektur etwas zu verändern. Obwohl schon Seminare zum Thema Sterben und Tod veranstaltet werden, finden Pflegeschülerinnen, Pflegende und Angehörige für ihre Anliegen oft kein offenes Ohr. Es ist anzunehmen, dass sie ihre Wünsche bisher noch nicht deutlich genug äußerten.

Auszubildende in der Pflege, aber auch Anfänger anderer Berufe im Pflege- und Medizinsektor sind von der Würdelosigkeit und Inhumanität der Architektur und der Mitarbeiterinnen häufig schockiert, die sie als Verrohung und Kälte der Gefühle erleben. Sie können sich kaum erklären, wie Menschen, die sich einen personenbezogenen Beruf ausgesucht haben, so handeln können.

In einem zweiten Artikel von Sowinski (1999) wird Ekel mit „Grenzüberschreitung" in der Interaktion und dem Schutz vor „schwierigen Erfahrungen" in Verbindung gebracht ohne jedoch diese Begriffe zu präzisieren. Des Weiteren wird eine dreistufige Einteilung des Erlebens von ekelerregenden Situationen vorgenommen. Etwas Vergleichbares wurde auf der vorherigen Seite dargestellt. Die Einschätzungen solcher Situationen mit den Worten „ekelig", „stärkeres Ekelempfinden" bis hin zu „am aller Schlimmsten" ließ sich in den Interviews allerdings nicht übereinstimmend nachweisen. Wie beschrieben, haben die Interviewten verschiedene andere Skalierungen angeboten, die sich entweder auf ihre körperliche Reaktion bezog oder bereits abstrahierend eine Einteilung nach sensorisch und moralisch ekelhaft zuließen.

Sowinski deutet zwar eine Veränderung im pflegerischen Handeln an, wenn ekelige Dinge in der Pflegearbeit nachklingen, nennt aber keine konkreten Beispiele zum „Nachklingen" oder den Konsequenzen in der Pflege von Menschen. Die Pflegeschülerinnen beschreiben dagegen sehr

eindrücklich das „Nachklingen" des Erlebten in der Arbeit, wenn sie beispielsweise die Beine, die tags zuvor mit Kot verunreinigt waren, am folgenden Tag noch nicht ohne Handschuhe anfassen *können*.

Durch das Fehlen einer physiologischen Begründung für die Ekelerregung und den Impuls zur Richtungsänderung, entsteht in dem Artikel von Sowinski der Eindruck, Pflegende hätten alle Möglichkeiten, sich
gegen das Ekelgefühl zu wehren und sollten in jedem Fall vermeiden,
Distanz zum Interaktionspartner herzustellen. Dass dem nicht so ist,
wurde in Verlauf dieser Arbeit an mehreren Stellen nachgewiesen.

Ringel (2000) kommt in ihrem Buch zu dem Schluss, dass Ekel an
physiologischen Parametern feststellbar ist und das Ekelerleben von
der individuellen Reizbewertung abhängt. Sie macht deutlich, dass Ekel
etwas mit ungewollter oder erzwungener Nähe zu tun hat und dieser
Affekt verhindert werden kann, wenn eine ausreichende Distanz hergestellt wird. Sie hält unter anderem unbearbeitete Konflikte und einen
inadäquat praktizierten Umgang mit Sexualität für den Ursprung span-
nungsreicher Situationen in der Pflegearbeit. Auch sie beschreibt die
Feindseligkeitstrias nach Izard als ein Zusammenwirken der Emotionen
Zorn, Geringschätzung und Ekel, die durch Infantilisierung und Deper-
sonalisierung Auswirkungen auf die Pflegearbeit haben. Ringel identifiziert Angst als den Hauptgrund zur Entstehung von Ekel, Zorn und
Geringschätzung.

Für eine Auseinandersetzung mit dem Thema Ekel erwartet sie
strukturelle Veränderungen in der Pflegeausbildung und die Integration
von Reflexionsveranstaltungen. Zudem sollten psychologisch geschulte
Pflegekräfte als frei gewählte Tutoren für Fragen in Praxis und Theorie
bereitstehen. Damit kommt sie den Wünschen der Interviewten schon
recht nahe, die ähnliche Ideen für eine zukünftige Ausbildung nannten.

Ein inadäquater Umgang mit Sexualität konnte dagegen in den Interviews nicht analysiert werden, der als Grund für Ekel gelten könnte. In
dieser Diskussion sollte nach Meinung der Verfasserin unbedingt berücksichtigt werden, dass die Mehrzahl der Auszubildenden ihre Ausbildung
in einem Alter von ungefähr zwanzig Jahren beginnt und angenommen

werden kann, dass der Umgang mit Sexualität noch sehr vorsichtig ist. Dementsprechend leuchtet es der Autorin auch ein, dass Pflegeschülerinnen allenfalls erschrocken reagieren, wenn männliche zu Pflegende während der Versorgung des Intimbereichs eine Erektion bekommen. Dennoch wird auch diese mögliche Form der Ekelerregung von den Auszubildenden entschuldigend hingenommen, wenn zu erkennen ist, dass der zu Pflegende die Pflegende nicht absichtlich in diese extrem unangenehme Lage gebracht hat. Die Schülerinnen machen gleichfalls deutlich, dass, wenn festzustellen ist, dass der zu Pflegende die peinliche Situation provoziert, sie natürlich mit Hilflosigkeit und Wut reagieren. Schließlich handelt es sich in diesem Fall um ein respektloses und entwürdigendes Benehmen seitens des Patienten gegenüber den Pflegeschülerinnen.

Ob Angst allgemein als Hauptgrund für eine Ekelerregung gelten kann, soll an dieser Stelle in Frage gestellt werden. Tatsächlich könnte ein Großteil der Ekelentstehungen eher durch eine differenziertere Betrachtung vermindert werden. Angst als einzigen Grund zu nennen, scheint jedoch etwas verkürzt. Ginge eine Klärung im Detail auf Empfindungen wie Schockiertheit, Unwissenheit und Überraschung ein, wären Lösungsmöglichkeiten wahrscheinlich greifbarer. Den Ekel nur mit Angst zu begründen, eröffnet dagegen nur wenig Interventionsmöglichkeiten.

Aus der Literaturrecherche und den Interviews geht hervor, dass es Pflegeschülerinnen wie Pflegenden nur in einem ganz geringen Maße denkbar ist, gerade bei einer Ekelerregung die Situation stringent zu kontrollieren, den zu Pflegenden nichts erahnen zu lassen und die Situation gekonnt zu überspielen.

Nach Meinung der Autorin wäre es daher sinnvoll, die Empathiefähigkeit von Schülerinnen, als die Bereitschaft „Nähe zum Menschen" und „Distanz zum Leid" herzustellen, zu Beginn der Ausbildung zu benennen, zu lernen und zu üben. Im Szenischen Spiel, mit Standbildanalysen oder Wortgefechten zum Thema könnte der, bei den Pflegeschülerinnen bereits vorhandene Wunsch nach Kontakt zum Menschen, ein Begründungssatz zur Berufsauswahl, im Unterricht aufgegriffen und ausgebaut werden, damit ein „gesunder" Umgang mit den eigenen Gefühlen und den Gefühlen anderer möglich wird.

Mit ihren Vorstellungen zum Umgang mit Emotionen machen die Pflegeschülerinnen deutlich, wie sehr ihnen das Thema am Herzen liegt. Sie denken dabei auch an ihre berufliche Zukunft, die sie nicht wegen einer physischen oder psychischen Erkrankung vorzeitig beenden möchten.

5. Grundlagen der Unterrichtskonzepte

Nachdem im 4. Kapitel die Ergebnisse aus der Literaturrecherche mit denen der Interviewstudie zusammengeführt wurden, wird im jetzigen Abschnitt das Systemmodell von Betty Neuman in seiner Bedeutung für das Thema der Emotionsregulierung erläutert. Gemeinsam mit den wesentlichen Grundlagen des erfahrungsbezogenen Unterrichts nach Ingo Scheller werden die Ausgangspunkte des szenischen Spiels im 6. Kapitel in ein Unterrichtskonzept überführt, das die Einstellungen, Empfindungen und die beruflichen Haltungen von Pflegenden bewusst machen möchte. Damit wird ein Weg geöffnet, wieder Kontakt zu den eigenen Emotionen zu erlangen und so künftig negative Gefühle in der Ausbildung und Pflegepraxis angemessener zu thematisieren.

5.1. Systemmodell nach Betty Neuman

Die ersten Ansätze des „The Neuman Systems Model" wurden unter dem Titel „The Betty Neuman Modell: A total person approach to patient problems" an der Universität von Los Angeles entwickelt und 1972 von Betty Neuman in „Nursing Research", 3, S. 264–269 öffentlich vorgestellt. Es sollte bereits damals ein professionelles Pflegeverständnis fördern, indem den Auszubildenden ein theoretischer Bezugsrahmen für den Umgang mit einem Klienten (-system) während der Ausbildung und der späteren beruflichen Praxis bereitgestellt wurde.

Der zentrale Gedanke des systemischen Modells von Neuman ist, den Klienten in seiner Gesamtheit, mit den Aspekten der Entstehung und des Verlaufs von Gesundheit/Krankheit im Kontext der Beziehungen eines Systems[17] (Klient) mit seiner Umwelt zu betrachten. Mit ihrem

---

17 Unter „Systemen" werden vielschichtige, zielgerichtete und anpassungsfähige Einheiten verstanden, die mit ihrer Umgebung in enger Wechselbeziehung stehen. Es können „offene" Systeme (z. B. ein einzelner Mensch, eine Gruppe oder eine Gesellschaft), die durch Austausch von Bedeutungen, Energie und Materie mit der Umgebung gekennzeichnet sind, von „geschlossenen" Systemen unterschieden werden, bei denen kein

Modell versucht Neuman ein Antwort auf die Frage zu finden, welche Anpassungsleistungen ein System (Klient) erbringen muss, um auch künftig die wesentlichen Grundfunktionen erfüllen zu können, wobei das Hauptaugenmerk auf der Erhaltung des Systems unter veränderten Umweltbedingungen liegt.

Neuman bezeichnet ihr Systemmodell als ein Gesundheitsmodell, das bei seiner Anwendung dazu beiträgt, für den jeweiligen Klienten (Nutzer, Anwender, Patient, Bewohner, Mitarbeiter, Organisation oder Gruppe) Gesundheit zu erzielen, sowie ein optimales Wohlbefinden zu erreichen und aufrecht zu erhalten. Gesundheit wird bei Neuman als eine relative Größe innerhalb eines Kontinuums verstanden, wobei sich pflegerische Interventionen an dem Wohlbefinden des Klienten orientieren. So passt das Systemmodell gut zu einem ganzheitlichen Konzept, das darauf abzielt, in einer sich ständig wandelnden Umgebung beziehungsweise Gesellschaft beim Klienten die bestmögliche dynamische und zugleich stabile Wechselbeziehung zwischen Psyche, Geist und Körper zu erreichen. Das Systemmodell soll klären, wie die Stabilität eines Systems, das unter dem Einfluss von stressauslösenden Faktoren, sogenannten Stressoren steht, erhalten werden kann. Neuman greift dabei auf die Stresskonzepte von Selye und Lazarus zurück. So entsteht dann Wohlbefinden bei Klienten, wenn Stressoren derart bewältigt werden, dass eine Stabilität des Systems erreicht wird. Unter Stabilität versteht Neuman einen Zustand von Harmonie beziehungsweise Gleichgewicht, der es dem Klienten ermöglicht, sein Gesundheitsniveau zu bewahren oder wieder herzustellen.

Austausch mit der Umgebung stattfindet. Systeme werden als Einheiten verstanden, die sich nur unzureichend oder gar nicht durch „die Summe ihrer Teile" beschreiben lassen. Ein System ist zum einen mehr und zum anderen etwas anderes als die Summe seiner Teile. Bei sich verändernden Umgebungsbedingungen kann ein System seine Struktur derart modifizieren, dass die Gesundheit und/oder das Leben des Systems bewahrt werden kann.

Zentrale Konzepte beziehungsweise Elemente ihres Modells sind bei Neuman das Klientensystem (der Klient, der Mensch, eine Gruppe oder eine Gesellschaft), Stressoren (die Umwelt, die Umgebung), Wohlbefinden (Gesundheit, Harmonie, Ausgeglichenheit) des Klienten im Sinne der Reaktion auf Stressoren und die pflegerischen/versorgenden Interventionen, die das Klientensystem stabilisieren sollen. Neuman steht dadurch mit vielen anderen Pflegetheoretikern in einer Reihe, die ihre Ansätze ebenfalls auf die zentralen Konzepte „Person", „Umwelt", „Gesundheit" und „Pflege" stützen.

Diese Elemente ermöglichen es, das Systemmodell nicht nur in der Pflegepraxis anzuwenden und einzelne Patienten oder eine Patientengruppe bei der Erreichung eines optimalen Gesundheitsniveaus zu unterstützen, sondern es ist darüber hinaus möglich, das Systemmodell auf Organisationen der Pflege (Neuman 1998, S.207) oder auf Mitarbeiterinnen anzuwenden. Um eine Anwendung auf die eigene Person anzuregen, werden im Folgenden die einzelnen Konzepte des Systemmodells erläutert und in einem vereinfachten Schaubild dargestellt.

5.1.1. Person

Im Klientensystem nach Neuman (siehe Abbildung 3) wird der Klient als ein *offenes* System verstanden, das von verschieden Linien umgeben ist, die den Kern, die sogenannte Grundstruktur (überindividuelle überlebenswichtige Faktoren und einzigartige individuelle Eigenschaften) schützen. Umgeben wird diese Grundstruktur von verschiedenen Kreisen, die das ganze System vor den Verlust seiner Intaktheit schützen sollen. Die Teile dieses Systems stehen in einer dynamischen Interaktion zueinander und werden durch verschiedene Variablen (psychologische, physiologische, soziokulturelle, entwicklungsfähige, spirituelle) beeinflusst.

5. Grundlagen der Unterrichtskonzepte

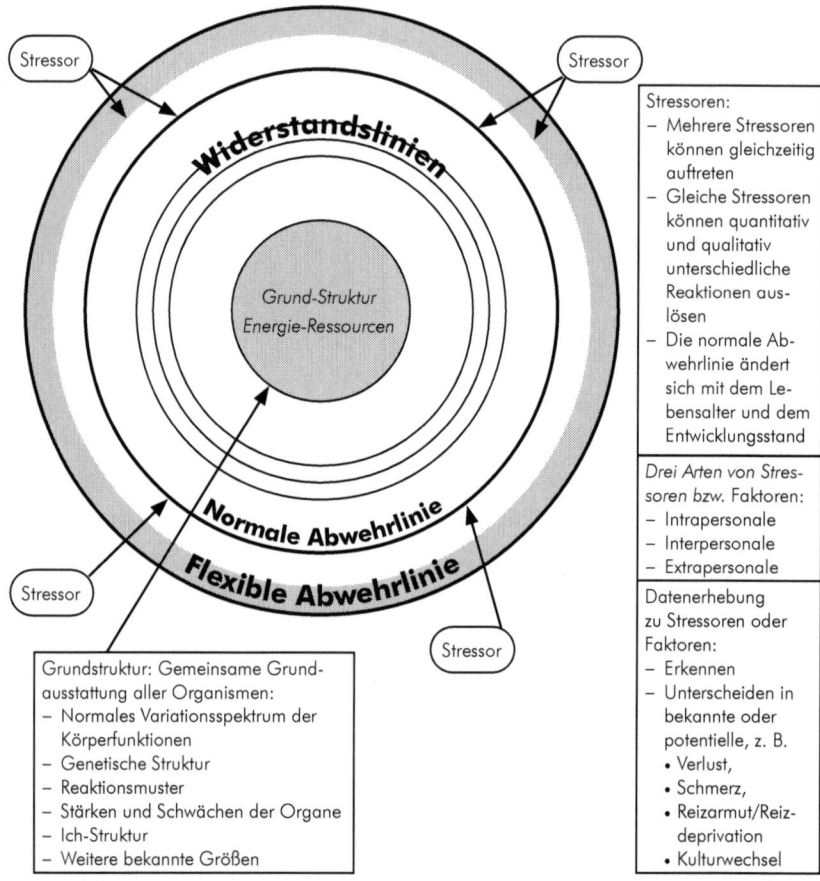

Stressor

Stressor

Widerstandslinien

Grund-Struktur
Energie-Ressourcen

Normale Abwehrlinie

Flexible Abwehrlinie

Stressor

Stressor

Stressoren:
- Mehrere Stressoren können gleichzeitig auftreten
- Gleiche Stressoren können quantitativ und qualitativ unterschiedliche Reaktionen auslösen
- Die normale Abwehrlinie ändert sich mit dem Lebensalter und dem Entwicklungsstand

Drei Arten von Stressoren bzw. Faktoren:
- Intrapersonale
- Interpersonale
- Extrapersonale

Datenerhebung zu Stressoren oder Faktoren:
- Erkennen
- Unterscheiden in bekannte oder potentielle, z. B.
  • Verlust,
  • Schmerz,
  • Reizarmut/Reizdeprivation
  • Kulturwechsel

Grundstruktur: Gemeinsame Grundausstattung aller Organismen:
- Normales Variationsspektrum der Körperfunktionen
- Genetische Struktur
- Reaktionsmuster
- Stärken und Schwächen der Organe
- Ich-Struktur
- Weitere bekannte Größen

Anmerkung:
Die einzelnen konzentrischen Kreise werden jeweils gleichzeitig durch alle Variablen (die psychologische, die physiologische, die soziokulturelle, die entwicklungsspezifische und die spirituelle Variable) beeinflusst. Daher sind alle Variablen bei der Datenerhebung zu berücksichtigen.

Abb. 3: Das Klientensystem (in Anlehnung an Neuman 1998, S. 40/41)

Diese unterschiedlichen Variablen wirken auf die verschiedenen Abwehrlinien des Klientensystems, welche sich nach der Art ihrer Schutzfunktion unterscheiden:

102

Flexible Abwehrlinie: Hierbei handelt es sich um ein veränderbares Puffersystem, das den stabilen Zustand schützen will. Es verhindert das Eindringen von Stressoren beziehungsweise das Auftreten einer Stressreaktion. Je weiter diese Abwehrlinie von der Grundstruktur entfernt ist, desto besser sind die Abwehr von Stressoren und die Verteidigung der Grundstruktur möglich. Bei starkem Einwirken auf die Abwehrlinie kann diese bis an die normale Abwehrlinie heranrücken, beispielsweise weil der Abwehrmechanismus durch Schlafmangel, veränderte Essgewohnheiten oder starke körperliche oder seelische wie geistige Betätigung geschwächt ist.

Normale Abwehrlinie: Sie beinhaltet den normalen stabilen Zustand des Klientensystems und hat sich im Laufe des Lebens entwickelt. Hier finden sich Bewältigungsstrategien und Anpassungsverhalten, die das Individuum oder die Gruppe entwickelt hat, um seinen normalen Zustand aufrecht zu erhalten. Diese Linie kann sich bei starkem Wohlbefinden weit ausdehnen, jedoch können Stressoren bei einem niedrigen Grad von Wohlbefinden diese Linie überwinden. In diesem Fall kann es zu Symptomen der Systeminstabilität kommen und Krankheiten können auftreten.

Widerstandslinien: Sie werden automatisch aktiviert, wenn Stressoren die anderen Linien durchdringen. Diese Widerstandslinien versuchen, das System wieder in einen stabilen Zustand zu bringen, wie beispielsweise das Immunsystem. Erweisen sich diese Linien als ineffektiv und ihre Energien werden verbraucht, hat diese Entwicklung den Untergang des Klientensystems zur Folge.

5.1.2. Umwelt

Die Umwelt besteht aus den Faktoren, Einflüssen oder Stressoren, die den Klienten umgeben und beeinflussen. Stressoren sind dabei neutral oder inaktiv und erst die Reaktion des Systems auf den Stressoren aktiviert diese oder kann negative Folgen hervorrufen. Es werden drei unterschiedliche Gruppen von Stressoren unterschieden:

- *Intrapersonale*: Hier handelt es sich um innere Faktoren, die in dem Klientensystems selbst begründet liegen zum Beispiel bei Autoimmunreaktionen.

- *Interpersonale*: Diese Faktoren treten an der Grenze zwischen Klientensystem und anderen Menschen auf, beispielsweise als Rollenerwartung.

- *Extrapersonale:* Faktoren der weiter entfernten Umwelt wirken auf das Klientensystems als Stressor ein, zum Beispiel bei finanziellen Problemen.

Zu diesen drei Faktoren kommt ferner die sogenannte geschaffene Umwelt des Klientensystems hinzu, die vom Klienten selbst geschaffen wurde und ihn umgibt. Diese selbst erschaffene Umwelt birgt eine Schutzfunktion, die das Klientensystem zum Beispiel bei der Bewältigung von Problemen unterstützt. Zur Erhaltung dieser Umwelt, die die interne und die externe Umwelt einschließt, werden Energien genutzt, die aus der Grundstruktur des Systems gewonnen werden und so der Grundstruktur nicht mehr zur Verfügung stehen.

5.1.3. Gesundheit

Optimales Wohlbefinden ist nach Neuman *das* Kriterium für Gesundheit und meint einen Stabilitätszustand, bei dem mehr Energien gespeichert als verbraucht werden (Prozess der Negentropie, Neuman 1990, S. 245). Dabei wird Energie als „die alles durchdringende Kraft, die von den zellulären bis zu den motorischen Funktionen alle Vorgänge innerhalb des Klientensystems antreibt und reguliert" verstanden (Fawcett 1998, S. 239). Im Zustand des optimalen Wohlbefindens findet ein kontinuierlicher Energieaustausch mit der Umwelt statt. Wird mehr Energie zur Erhaltung oder Wiederherstellung der Systemstabilität verbraucht als gespeichert wird (Prozess der Entropie), so versteht Neuman dies als Krankheit (Neuman 1990, S. 245). Misslingt der Prozess der Stabilisierung des Systems und des Ausgleichs der Energien, so hat dies den Tod des Klientensystems zur Folge.

5.1.4. Pflege

Neuman beschreibt den Klienten oder die Gruppe als ein ganzheitliches verantwortliches Wesen, das mit seiner internen und externen Umwelt in fortlaufender Interaktion steht. Das Hauptziel der Pflege beziehungsweise der Pflegenden ist hierbei, die Stabilität des Klientensystems (Neuman, 1990, S. 247) und die Förderung seines Gesundheitsniveaus durch Strategien pflegerischer Intervention.

Der Prozess zur Erreichung eines hohen Gesundheitsniveaus, in der Pflegearbeit als Pflegeprozess bezeichnet, strukturiert die Strategien zur Intervention. Neuman nennt diese Interventionen Präventionsmaßnahmen (Neuman 1990, S. 248 ff.), die sie in drei Gruppen unterteilt:

- Primärprävention: Bewahren der Klienten vor Instabilität mit Hilfe von Gesundheitseinschätzung, Gesundheitserhaltung und Gesundheitsförderung. Hier werden die Stressoren, die auf die flexible Abwehrlinie einwirken, vermutet. Eventuell sind sie bereits entdeckt worden, aber sie erzeugen keine direkte Reaktion. Ein gewisses Risiko ist jedoch bekannt.

- Sekundärprävention: Erreichen eines stabilen Zustandes durch frühzeitiges Erkennen und durch die Behandlung der Klienten, die bereits Symptome und Anzeichen eines niedrigeren Gesundheitsniveaus zeigen. Hier haben Stressoren die Abwehrlinien bereits durchbrochen. Bei der Intervention sollen interne und externe Ressourcen genutzt werden.

- Tertiärprävention: Beibehalten und Unterstützen des erreichten Zustandes durch Wiederanpassung und Neuorientierung, um eine erneute Störung der Stabilität des Klientensystems zu verhindern oder eine vorhandene zu stabilisieren. Zentral ist hier die Stärkung des Widerstandes gegen Stressoren.

Wie aus anderen Pflegemodellen bekannt, gliedert sich auch der Pflegeprozess bei Neuman in die Pflegediagnose, die Pflegeziele und die Pflegeergebnisse:

Die *Pflegediagnose* bildet die Datengrundlage und beschreibt die Abweichungen vom optimalen Wohlbefinden des Klienten.

Das *Pflegeziel* ist anschließend das Ergebnis der Verhandlungen der Pflegenden mit dem Klienten, wobei eine geeignete Präventionsmaßnahme als Interventionsstrategie festgelegt wird.

Das *Ergebnis der Pflege* enthält einerseits die Präventionsmaßnahmen, die andererseits als durchgeführte Interventionen in einem zweiten Schritt mit der Zielsetzung verglichen und evaluiert werden.

Ziel der Pflegeintervention ist allgemein der Schutz des Klientensystems, wobei den drei Formen pflegerischer Intervention (primäre, sekundäre und tertiäre Prävention) besondere Bedeutung zukommt. Zur Planung der Interventionen müssen Pflegende alle Variablen miteinbeziehen, die an einer möglichen oder der tatsächlichen Reaktion eines Klienten auf einen Stressor beteiligt sind.

5.2. Bedeutung dieses Interventionsmodells für die Emotionsregulierung in der Pflege

Wie eingangs erwähnt bezeichnet Neuman ihr Systemmodell als ein Gesundheitsmodell, das dazu beiträgt, für den jeweiligen Klienten Gesundheit zu erzielen sowie ein optimales Wohlbefinden zu erreichen und aufrecht zu erhalten. So scheint es nur ein kleiner Schritt, dieses Modell auf das Klientensystem „Mitarbeiterin in der Pflege" anzuwenden. Bei der vorausgegangenen Untersuchung im Sommer 2001 handelte es sich um Auszubildende in der Pflege, die durchaus als Mitarbeiterinnen gelten können. Des Weiteren sollen sich neben den Auszubildenden auch alle Pflegenden angesprochen fühlen, die über ein einjähriges oder dreijähriges Pflegeexamen verfügen. Selbst ungelernte Helferinnen und Zivildienstleistende können das Systemmodell auf die eigene Person anwenden, wenn sie die folgenden Abschnitte zum schrittweisen Vorgehen berücksichtigen.

Das Systemmodell wurde bereits vielfach auf Personen oder Personengruppen angewandt und hat sich ebenfalls bei der Analyse von Pflegeorganisationssystemen bewährt (Neuman 1998, S. 208 ff.). Doch bisher wurde, soweit bekannt, noch nicht versucht, diesen Ansatz zur Untersuchung der eigenen Person einzusetzen und mithin ein Instrument der

Selbstevaluation bereit zu stellen. Dabei scheint es doch naheliegend, ein gängiges Pflegemodell erst einmal an sich selbst zu erproben. Ziel dieses Abschnittes ist es, den Mitarbeiterinnen in der Pflege einen Rahmen zu bieten, der das Anerkennen und Verstehen von positiven und negativen Emotionen bei der Arbeit ermöglicht.

Häufig bemerken Pflegende nur „so ein unbehagliches Gefühl" oder ein „schlechtes Gewissen" während der Arbeit oder danach, obwohl der Verstand ihnen sagt, dass sie alles getan haben, was zu tun war ...

Oft sind diese diffusen negativen Eindrücke das Ergebnis spontaner, nicht bearbeiteter Emotionen, die auf unangenehme Situationen, meist Interaktionen mit anderen Menschen, zurück zu führen sind. Die Möglichkeiten, wie sich solch schwierige Situationen entwickeln, wurden in den Interviews mit den Auszubildenden detailliert erläutert und in der Zusammenfassung der Ergebnisse im dritten Kapitel dargestellt. Um darüber hinaus das Anerkennen der *eigenen* Emotionen und das Verständnis für die *eigene* Reaktion zu fördern, bietet das Systemmodell eine geeignete Grundlage. Es erlaubt einen systemischen Zugang zum Verständnis komplexer Phänomene und schafft eine begriffliche Ordnung, an der sich jede Einzelne ausrichten kann.

Das Konzept der Abwehrlinien innerhalb eines Systems verdeutlicht, dass die Reaktion auf vergleichbare Situationen an manchen Tagen turbulent ist, an anderen Tagen die Aufgaben jedoch routiniert und geordnet erledigt werden können. Um dieses unterschiedliche Verhalten zu erklären, sollen an dieser Stelle die einzelnen Konzepte des Systemmodells auf die eigene Person bezogen und unter Berücksichtigung der besonderen emotionalen Belastungen am Arbeitsplatz dargestellt werden.

Übung:
Lesen Sie sich die folgenden Abschnitte in Ruhe durch. Legen Sie sich eventuell Papier und Stift bereit, um sich Ideen und Anregungen zu Ihrer Situation notieren zu können. Nehmen Sie sich die Zeit, mit Ihren Emotionen Kontakt aufzunehmen und schreiben Sie sich den vielleicht aufkommenden Ärger von der Seele!

Legen Sie sich ein Blatt Papier in der Größe DIN A4 quer vor sich auf den Tisch und zeichnen Sie eine zweispaltige Tabelle: Die linke, kleinere Spalte trägt die Überschrift „Variable", während Sie über der rechten, sehr breiten Spalte „Meine Eindrücke, Ideen, Empfindungen und Erfahrungen" zu der Variablen eintragen. Senkrecht unter die Spalte „Variable" tragen Sie nach und nach die im Folgenden genannten Variablen ein und beschreiben direkt daran anschließend Ihre Eindrücke zu den genannten Unterpunkten. Verfahren Sie bitte mit jeder einzelnen Variable in dieser Form, bis Sie alle Variablen durchgearbeitet haben.

Ihre Selbstevaluation könnte dann wie in Abbildung 4 aussehen:

Variable:	Ihre Eindrücke zu den Inhalten der Variable
physische	körperliche Belastbarkeit, körperliche Einschränkungen, allgemeiner Gesundheitszustand
psychische	Grad emotionaler Reife, die kognitiven Möglichkeiten, das Selbstverständnis, Selbstbewusstsein, Selbstwertgefühl, die Rollenzufriedenheit
soziokulturelle	Familienstruktur, die ethnische Zugehörigkeit, der kulturelle Hintergrund, berufliche Haltungen, beruflicher und sozialer Status, Alter, Geschlecht, Konfession und das Rollenverhalten
entwicklungs-bezogene	Ihr privater und beruflicher Entwicklungsstand, die formelle und informelle Vorbereitung auf Berufsaufgaben, die bisher gemachten Erfahrungen in der pflegerischen Arbeit
spirituelle	moralische Grundsätze, Überzeugungen, Werte, Entscheidungsverhalten, Zugehörigkeit zu einer Glaubensgemeinschaft

Abb. 4: Schriftliche Darstellung der Selbstevaluation.

Nach dem Systemmodell wird das Konzept „Person" als personales System identifiziert, das in diesem Fall eine Mitarbeiterin in der Pflege darstellt. Die Funktion innerhalb des Teams ist hierbei variabel, wobei mit steigender Komplexität der Aufgaben, unter Berücksichtigung der Kompetenzstufen, vermutlich die Zahl und Intensität der Stressoren steigt. Jede Pflegende besitzt einen Kern der Grundstruktur, der aus physischen, psychischen, soziokulturellen, entwicklungsbezogenen und spirituellen Variablen besteht. Diese Merkmale der Grundstruktur sind das Ergebnis von Erfahrungen und Einstellungen, von Bildungschancen und Empfindungen, von beruflichen Haltungen und privaten Werten der betreffenden Person.

Die *physische* Variable beschreibt die körperliche Belastbarkeit der Pflegenden, wie auch körperliche Einschränkungen und den allgemeinen Gesundheitszustand.

Die *psychische* Variable stellt den Grad der emotionalen Reife, die kognitiven Möglichkeiten, das Selbstverständnis, Selbstbewusstsein, Selbstwertgefühl, die Rollenzufriedenheit und vieles mehr dar.

Zu den *soziokulturellen* Variablen zählen die Familienstruktur, die ethnische Zugehörigkeit, der kulturelle Hintergrund, berufliche Haltungen, beruflicher und sozialer Status, Alter, Geschlecht, Konfession und das Rollenverhalten.

Entwicklungsbezogene Variablen schließen den privaten und beruflichen Entwicklungsstand der Person, die formelle und informelle Vorbereitung auf die Berufsaufgaben, sowie die bisher gemachten Erfahrungen in der pflegerischen Arbeit ein.

Zu den *spirituellen* Variablen gehören moralische Grundsätze, Überzeugungen, Werte, Entscheidungsverhalten und die Zugehörigkeit zu einer Glaubensgemeinschaft.

Welche Unterpunkte dieser Variablen haben Sie angesprochen, liebe Leserin? Gibt es bei Ihnen eine Variable im Ungleichgewicht und wird Ihr Wohlbefinden gestört? Oder befinden Sie sich in einem harmonischen, ausgeglichenen Zustand? Dann sollten Sie weiterlesen, um zu sehen, welche Bedingungen für Ihre Situation mit verantwortlich sind.

5. Grundlagen der Unterrichtskonzepte

Nehmen Sie jetzt die Rückseite Ihres Auswertungsblattes und zeichnen Sie wieder eine Tabelle mit zwei Spalten. Die schmale Spalte links trägt jetzt die Überschrift „Verteidigungslinien". Auf der rechten Seite ist jetzt Platz für Ihre Einschätzungen zu den Unterpunkten der Abwehr- und Widerstandslinien:

Verteidigungs-linien	Eindrücke, Erfahrungen zu den Aufgaben der Verteidigungslinien
Flexible Abwehrlinie: physisch	körperliche Belastbarkeit, körperliche Einschränkungen, allgemeiner Gesundheitszustand
psychisch	Grad emotionaler Reife, die kognitiven Möglichkeiten, das Selbstverständnis, Selbstbewusstsein, Selbstwertgefühl, die Rollenzufriedenheit
soziokulturell	Familienstruktur, die ethnische Zugehörigkeit, der kulturelle Hintergrund, berufliche Haltungen, beruflicher und sozialer Status, Alter, Geschlecht, Konfession und das Rollenverhalten
entwicklungs-bezogen	Ihr privater und beruflicher Entwicklungsstand, die formelle und informelle Vorbereitung auf Berufsaufgaben, bisher gemachte Erfahrungen in der pflegerischen Arbeit
spirituell	moralische Grundsätze, Überzeugungen, Werte, Entscheidungsverhalten, Zugehörigkeit zu einer Glaubensgemeinschaft
normale Abwehrlinie:	Fähigkeit, sich durch den Einsatz von Bewältigungsstrategien und Problemlösungskompetenzen an die jeweilige Situation anzupassen
Widerstandslinien:	Ressourcen und letzte Abwehrkräfte

Abb. 5: Schriftliche Konkretisierung der Verteidigungslinien.

Geht man weiter nach dem Systemmodell vor, so werden diese Variablen der Grundstruktur von drei Verteidigungslinien geschützt, um das Klientensystem „Mitarbeiterin in der Pflege" im Gleichgewicht zu halten.

1. Die *flexible* Abwehrlinie setzt sich aus den gleichen Variablen zusammen wie die Grundstruktur, also der physischen, psychischen, soziokulturellen, entwicklungsbezogenen und spirituellen Variable. Diese Abwehrlinie soll die Pflegende davor bewahren, in einen unausgeglichenen Zustand zu geraten und reagiert daher empfindlich auf situative Bedingungen, in denen es zu Stresseinwirkungen auf die Variablen der Grundstruktur kommt.

2. Die *normale* Abwehrlinie beschreibt den ausgewogenen Zustand des Systems, also das Wohlbefinden. Sie basiert auf der Fähigkeit, sich durch den Einsatz von Bewältigungsstrategien und Problemlösungskompetenzen (auch „coping" genannt) an die jeweilige Situation anzupassen. Wie ausgeprägt die normale Abwehrlinie bei einer Pflegenden ausgebildet ist, hängt unter anderem davon ab, wie gut sie Situationen einschätzen kann, um so das System in einen ausgewogenen Zustand zu führen. Um eine Situation positiv zu beeinflussen und die gewünschte Ausgewogenheit und Funktionstüchtigkeit wieder zu erlangen, sollten sich die Mitarbeiterinnen darüber im Klaren sein, dass sie über Abwehrlinien verfügen, die zum einen durch eine harmonische Lebensweise gestärkt werden können und die zum anderen sofort in Aktion treten, wenn es die Situation erforderlich macht.

3. Die *Widerstandslinien* werden durch die letzten Abwehrmechanismen und Ressourcen gebildet. Sie sollen die Systemstabilität nach einer eingetretenen Stressreaktion wieder herstellen, während die Abwehrlinien Stressoren abfedern, um das System in seinem stabilen Zustand zu halten.

Liebe Leserinnen, betrachten Sie doch einmal Ihre Aufzeichnungen zu den Variablen und Verteidigungslinien und überprüfen sie, welche Maßnahmen Sie ergreifen, um Ihr System im Gleichgewicht zu halten! Was tun Sie für Ihre flexible Abwehrlinie, damit sie am äußersten Rand des Systems alles abfangen kann, was an Stressoren auf sie einwirkt? Und Ihre normale Abwehrlinie? Haben Sie gelernt, offensiv mit einem Stressfaktor umzugehen und durch Problemlösungsstrategien die Systemstabilität, Ihr Wohlbefinden zu erhalten oder wieder zu erreichen? Wie gehen Sie in einer belastenden Situation vor? Schlucken Sie immer alles hinunter und fügen so Ihren Abwehrlinien extreme „Beulen" zu? Oder reden Sie offen und ehrlich über das Thema, das Tabu oder den Stressor und bringen Ihre Abwehrlinien so wieder „in Form"?

Die Abwehrlinien bestehen, um Stressorenwirkungen abzufangen und das System in einem ausgeglichenen, stabilen, gesunden Zustand zu halten. Aufgabe der Widerstandslinien ist es dagegen, mit Ressourcen und letzten Abwehrkräften die Grundstruktur zu schützen, um nach einer erlebten Stressreaktion einen neuen ausgewogenen Zustand erreichen zu können. Wie, liebe Leserin schützen Sie Ihr System davor, in einen nicht bewältigbaren Stress zu geraten? Welche Ressourcen und letzten Abwehrmechanismen stehen Ihnen zur Verfügung, Ihre Grundstruktur zu behüten? Waren Ihre Verteidigungslinien schon immer so? Oder können Sie eine Entwicklung in Ihrem Werdegang ablesen, die es Ihnen heute besser ermöglicht, Ihr System in einer ausgewogenen Lage zu halten, oder es in eine ausgewogene Lage zurückzuführen?

Die in der Grundstruktur vereinigten Variablen bestimmen durch ihre Interaktion untereinander die Widerstandkraft des Systems gegenüber den einwirkenden, destabilisierenden Stressoren und bewirken eine Rückführung des Systems in einen normalen, ausgeglichenen, harmonischen Gleichgewichtszustand.

An jeder Stelle des Systems, den Variablen der Grundstruktur und der flexiblen Abwehrlinie, sowie an der normalen Abwehrlinie und an den Widerstandslinien, können Sie viel für sich selbst tun:

Gehen Sie freundlich mit sich und Ihrem Körper um, denn die Grundstruktur speichert Energien, die durch positive Eindrücke auf die Variablen entstehen. Sorgen Sie gut für sich selbst, indem Sie Ihre Körperfunktionen beispielsweise durch ausreichend Schlaf oder auch durch Sport unterstützen. Stärken Sie Ihre Organe durch eine ausgewogene

Ernährung und stärken Ihre Ich-Struktur durch respektvolle akzeptable Interaktionsformen. Trainieren Sie Ihre Kompetenzen[18], entwickeln Sie sich fachlich und methodisch weiter, bauen Sie sozial-kommunikativen Fertigkeiten aus, indem Sie Ihre Kritik- und Konfliktfähigkeit, Ihre Empathiefähigkeit, Rollendistanz und Frustrationstoleranz herausbilden. Auch die Artikulationsfähigkeit, Argumentationsfähigkeit und die Fähigkeit zur Gesprächsführung und Beratung sind zentrale Kompetenzen, die die Persönlichkeit stärken und eine, den Menschen zugewandte Interaktion ermöglichen. Lernen Sie, Ihre Stärken und Schwächen zu erkennen und bewusst mit Ihnen umzugehen, um die Wirkung Ihrer eigenen Person auf das Umfeld einzuschätzen und berücksichtigen zu können. Nutzen Sie Ihre Möglichkeiten zur Mitverantwortung und Mitbestimmung, indem Sie selbständig, in eigener Initiative aktiv Handeln und durch neue Ideen alte Denkmuster und Strukturen aufbrechen. Entwickeln Sie Vertrauen in sich selbst, seien Sie anderen durch Berücksichtigung der Bedürfnisse Dritter ein Vorbild und finden Sie so Ihren Weg von Ausgewogenheit zwischen Gelassenheit und Hektik, Ruhe und Unruhe, Humor und Ernsthaftigkeit!

---

18 Vgl.: Olke, Uta (1998): Pflegepädagogik 2/1998, S. 42–46;

Oelke, Uta (2000): Schlüsselqualifikationen als übergreifende Bildungsziele einer gemeinsamen Pflegeausbildung

Wittneben, Karin (1991), (1994): „Modell der multidimensionalen Patientenorientierung"

5.3. Erfahrungsbezogenes Lernen in der Pflegeausbildung[19]

Im folgenden Abschnitt wird der erfahrungsbezogene Unterricht in seiner Bedeutung für den Umgang mit emotionsbelasteten Situationen betrachtet, um daraus das abschließende Unterrichtskonzept mit dem Titel: „Erleben und Aushalten von Emotionen in der pflegerischen Arbeit" abzuleiten.

Bereits seit den 70er Jahren bestehen Konzepte, die den Einbezug von Erfahrungen in den Unterricht in den Vordergrund stellen. Diese Konzepte basieren auf der Vermutung, dass sich Wissen auf Erfahrungen zurückführen lässt und auch zurückführen lassen muss, um den Lernenden im Sinne einer humanistischen Bildung dienlich zu sein. Das Bildungsziel der Stärkung der Person setzt voraus, dass die subjektiven Bedeutungsinhalte eines Themas bewusst werden und im Unterricht aufgegriffen werden können, damit sie von den Lernenden weiterentwickelt werden können.

Im Lehr-/Lernprozess soll dann das bereits Erfahrene mit neuen Erfahrungen verbunden werden. Die Integration von subjektiven Erfahrungen in den Lernprozess ermöglichen es den Lernenden, ihre Anknüpfungspunkte – nicht die der Lehrenden am Lerninhalt zu nutzen. In der

---

19 Die Inhalte wurden weitgehend folgenden Werken entnommen:

Jank, Werner, Meier, Hilbert (2000): Didaktische Modelle, 7. Aufl., Frankfurt/M., S. 310–321

Oelke, Uta, Scheller, Ingo, Ruwe, Gisela (2000): Tabuthemen als Gegenstand szenischen Lernen in der Pflege. Theorie und Praxis eines neuen pflegedidaktischen Ansatzes, Hans Huber, Bern

Sander, Kirsten(1996): Erfahrungsbezogener Unterricht. In: Unterricht Pflege, Heft 2/1996, Prodos-Verlag, Brake, S. 2–3

Scheller, Ingo (1987): Erfahrungsbezogener Unterricht. Praxis, Planung, Theorie, 2. Aufl., Frankfurt/M.

Scheller, Ingo (1996): Erfahrungsbezogener Unterricht. In: Unterricht Pflege, Heft 2/1996, Prodos-Verlag, Brake, S. 4–9

Pflegeausbildung können dies sowohl die Vorerfahrungen aus dem Alltag sein, als auch die Erfahrungen in der Pflegearbeit.

Es soll ein direkter Bezug der Unterrichtsinhalte und Unterrichtsmethoden zum Leben, beziehungsweise zum angestrebten Beruf geschaffen werden, damit die Schülerin lebenstüchtig und berufstüchtig wird. Praktisch bedeutet dies die Einbeziehung von Problemen und Fragen der Schülerinnen, die sie ganz persönlich betreffen.

Mulke-Geisler (1990) fordert in ihrem Buch zum Erfahrungsbezogenen Unterricht in der Krankenpflege die Abkehr von der Medizinorientierung und damit die Hinwendung zu einem erfahrungsbezogenen Lernen in der Pflege, um der Zergliederung von Lerninhalten durch eine starke Medizinorientierung entgegen zu wirken. Sie fordert eine ganzheitlich orientierte Pflege, die den ganzen Menschen mit seinen Wechselwirkungen mit sich und seiner Umwelt (vgl. Systemmodell nach B. Neuman) in den Mittelpunkt allen Handelns stellt. Dies gilt auch für die Auszubildenden in der Pflegeausbildung.

Gründe für einen erfahrungsbezogenen Unterricht sind jedoch nicht nur die Abkehr von der Medizinorientierung und das gleichzeitige In-den-Mittelpunkt-Stellen eines Menschen, sondern ebenso die Möglichkeit berufliche Handlungskompetenz zu fördern, indem eine Verknüpfung der theoretischen mit den praktischen Lerninhalten forciert wird und praxisbezogenen Vorerfahrungen aufgegriffen werden. Die besonders in der qualifizierten Pflegearbeit geforderte Human- und Sozialkompetenz, wie etwa die Empathiefähigkeit und die Konfliktfähigkeit, lassen sich durch das Einbeziehen subjektiver Erfahrungen fördern und eher nicht durch reine Textbearbeitung erlernen.

5.3.1. Zur Theorie- und Praxisverknüpfung

Um den Lernenden eine Verknüpfung zwischen der erlebten Praxis und der theoretischen Ausbildung zu ermöglichen, müssen die Erlebnisse aus der Praxis und die subjektiven Bedeutungsinhalte zum Anknüpfungspunkt des Lernprozesses werden. Mit dem materialen Inhalt „Ausscheiden können" können die Erfahrungen, als formalen Inhalte, wie Ängste und Ekelgefühle bei der Versorgung dieser Verrichtung (Schamgrenzen verletzen, Peinlichkeitsgefühle erleben), aber auch das gute Gefühl der Sauberkeit und die Befriedigung, jemanden versorgt zu haben, aufgenommen werden, wenn der Unterricht unter der Bedingung des Erfahrungsbezugs angelegt wird.

Erst durch die Integration der Vorerfahrung kann sinnvoll weitergelernt werden. Im Austausch innerhalb der Lerngruppe wird ein Lernen möglich, bei dem die Hoffnungen und Ängste jeder Einzelnen zu einer Weiterentwicklung aller beiträgt.

5.3.2. Die Human- und Sozialkompetenz

Die Fähigkeit zur Empathie ist von entscheidender Bedeutung beim Erlernen der intimen körperlichen Versorgung von Patientinnen, weshalb, nach Mulke-Geisler, gerade die eigene Körpererfahrung entwickelt sein muss, um mit der Körperlichkeit einer Patientin empathisch umgehen zu können. Das Ziel ist nicht nur, Wissen über die Physiologie des menschlichen Körpers zu vermitteln, sondern darüber hinaus durch das Erspüren und Begreifen, den eigenen Körper besser kennen zu lernen und so einen Zugang zum Patientinnenkörper zu erhalten. Die körperliche Selbsterfahrung ist ein sehr wichtiger Bestandteil einer Pflegeausbildung, die sich gleichzeitig an Körper, Geist und Seele orientiert. Nur wer selbst schon einmal erlebt hat, wie es sich anfühlt, wenn man von einer fremden Person gepflegt wird, der hat eine Vorstellung davon, wie Patientinnen sich fühlen, wenn eine Fremde sie versorgt.

Neue Inhalte wie Kinästhetik, Basale Stimulation, die Feldenkraismethode und andere neue oder wiederentdeckte Pflegetechniken erhalten gerade im Erfahrungsbezogenen Unterricht den methodischen Rahmen zur Umsetzung. Deshalb sollten besonders auch die Symbolisierungsformen wie beispielsweise das szenische Spiel einen noch breiteren Raum im Schulalltag der Pflegeausbildung einnehmen. Im szenischen Spiel ist die Darstellung und Reflexion von Haltungen durch Beobachtung am einfachsten zu entdecken und kann daher als wichtige Symbolisierungsform besonders im Pflegeunterricht angesehen werden.

Die erfahrungsbezogene Auseinandersetzung mit Unterrichtsinhalten in Unterrichtsstunden liegt derzeit leider noch weitgehend eingeklemmt zwischen anderen Stunden im Stundenplan. Diese Tatsache und die Art, wie Schülerinnen solche isolierten Stunden überleben, zwingt einerseits zu der Überlegungen, wie die innere Struktur des Unterrichts aussehen muss, und andererseits zu überlegen, die 45 bzw. 90 Minuten Taktung neu zu verhandeln.

5.3.3. Lernen in Situationen

Die erfahrungsbezogene Didaktik geht davon aus, dass Lernen immer in Szenen beziehungsweise Situationen stattfindet und die Lernenden so mit allen Sinnen in die Situation eingebunden sind. Diese Sinne und Sinneseindrücke sind nicht geschichtslos, sondern werden mehr oder weniger zu einem Teil unseres Bewusstseins. Der andere Teil unseres Handelns wird im Körpergedächtnis, dem sinnlichen Gedächtnis (Geruchsgedächtnis, Geschmacksgedächtnis) und vermutlich in einem szenischen Gedächtnis gespeichert und nötigenfalls aktiviert. So werden in sozialen Situationen auch immer frühere Erlebnisse, Empfindungen, Beziehungen und Handlungsmuster angesprochen und übertragen. Sie beeinflussen die Art, in der wir mit anderen Menschen umgehen, welche Einstellungen, Gefühle und Verhaltensweise wir ihnen entgegenbringen. (vgl. Kapitel 2.5)

Lernen heißt nicht nur, auf Bekanntes zu reagieren, sondern sich tatsächlich auf Grund neuer Erfahrungen so zu verändern, dass man sich neu und anders verhalten kann. Dazu müssen jedoch bereits vorhandenen Erfahrungen bewusst gemacht werden, damit die individuell bedeutsamen Anteile, die wir in neue Szenen einbringen, aufgedeckt werden. Sie bestimmen die Art und Weise, wie wir die neuen Situationen wahrnehmen, erleben und verarbeiten. Sind die vorhandenen Erfahrungen bewusst, dann können wir sie in ihre Wirkung verstehen lernen und nach Wegen suchen, uns gegebenenfalls anders zu verhalten.

Einer erfahrungsbezogenen Didaktik geht es daher nicht *nur* um Lehre und Aneignung von Inhalten und Methoden, sondern auch immer um das, was die Lernenden aufgrund ihrer Erfahrung mit Wissen und Verfahren verbinden. Die subjektive Bedeutung, die emotionale Färbung und die oft unbewussten Verhaltens- und Reaktionsmuster stehen im Blickpunkt des Erfahrungsbezogenen Unterrichts. Werden diese bewusst gemacht, können sich neue Haltungen entwickeln.

Daher gliedert sich ein Erfahrungsbezogener Unterricht in Gedanken folgendermaßen:[20]

- Lehrende können davon ausgehen, dass Lernende bereits vor dem Unterricht in ihrer privaten und/oder beruflichen Umgebung Erlebnisse zu bestimmten Unterrichtsthemen haben.
- Diese Erlebnisse werden in der Schule oder anderen Lernorten bewusst gemacht und verarbeitet.
- Durch die Verarbeitung von Erlebnissen entstehen Erfahrungen als symbolische Form der Aneignung gesellschaftlicher Wirklichkeit.
- Die im Unterricht gemachten Erfahrungen verdichten sich zu Haltungen.

Haltungen steuern das reale, körperliche Handeln in einer sozialen Situation. In dieser Situation können wiederum neue Erlebnisse und Erfahrungen gesammelt werden.

5.3.4. Unterrichtsphasen im erfahrungsbezogenen Unterricht

Entsprechend diesem gedanklichen Ablauf können drei Unterrichtsabschnitte identifiziert werden:

1. Aneignungssituation

Die Lehrende sollte versuchen, der Tatsache Rechnung zu tragen, dass die Schülerinnen gezwungen sind, sich im Laufe eines Tages immer wieder auf neue Themen einzustellen. Daher muss gerade zu Beginn einer neuen Stunde eine Situation geschaffen werden, in der sich alle Schülerinnen auf die Frage, den Gegenstand oder das Problem der Stunde einlassen und konzentrieren können. Jede Schülerin muss Gelegenheit

---

20 Jank, Werner, Meier, Hilbert (2000): Didaktische Modelle, 7. Aufl., Frankfurt/M., S. 314, Abb. 8.6

bekommen, sich *Hier* und *Jetzt* einen, die eigenen Erfahrungen einbeziehenden Zugang zum Stundenthema zu beschaffen. Scheller (1987) bezeichnet es als Aneignungssituation, wenn die Schülerinnen zu Subjekten des Lernprozesses werden, indem sie sich allein oder mit anderen zusammen einen Unterrichtsgegenstand aneignen und eine Beziehung zur Unterrichtssituation herstellen. Dadurch wird eine erfahrungsbezogene Auseinandersetzung mit dem Neuen (Fragen, Gesichtspunkte, Begriffe) erst möglich. Sowohl die Aneignung neuer Themen, als auch die Wiederaneignung von gemachten Erfahrungen sollten in so einer Aneignungssituation organisiert werden. Dabei ist der Prozesscharakter die Situation von entscheidender Bedeutung. Eine kurze Wiederholung oder Zusammenfassung der Ergebnisse der letzten Stunde als eine Einführung durch die Lehrende gewährleistet nicht, dass sich für alle Schülerinnen eine Lernsituation einstellt. „Aneignen heißt Arbeit, ist produktive Auseinandersetzung mit Gegenständen, Personen, Beziehungen, aktualisiert und schafft Probleme, Fragen, Einsichten, Ideen, also das Erfahrungsmaterial, das anschließend strukturiert, systematisiert, erweitert und begriffen werden soll" (Scheller 1996, S.5).

Für solche Aneignungssituationen sollte die Lehrende den Schülerinnen über Arbeitsaufträge Verfahren an die Hand geben, mit deren Hilfe sie einen Bezug zu halbbewussten oder noch unbewussten Erfahrungen und Haltungen herstellen können. Diese Verfahren sollten den Schülerinnen bewusst gemacht und deren Funktion erklärt werden. So wird der Grundstein gelegt, dass die Schülerinnen auch in Zukunft einen Erfahrungsbezug herstellen und sie ihre Haltungen reflektieren können. Denn es ist auch das Ziel des Unterrichtes, die Schülerinnen in die Lage zu versetzen, ihren Lernprozess nach und nach selbst zu organisieren und zu reflektieren.

2. Verarbeitungssituation

In der Verarbeitungssituation treffen zwei unterschiedliche Erfahrungswelten (Schülerinnen und Lehrende) aufeinander: Die Schülerinnen haben ihre Erfahrungen durch Auseinandersetzung mit dem Gegenstand erneuert oder neu entdeckt und die Lehrende greift durch Informationen, Strukturierungen im Sinne ihrer Intention in das Geschehen ein. Der einzelnen Schülerin ist es jetzt möglich, mit Hilfe der von Mitschülerinnen oder der Lehrerin eingebrachten Erfahrungen und Fragen die eigenen Erfahrungen umzustrukturieren, zu systematisieren und in allgemeineren und neuen Zusammenhängen zu begreifen. Dies ist die Verarbeitungssituation (nicht Erarbeitungsphase, denn diese beinhaltet nur die stoffliche/inhaltliche Seite der Lernprozesse), in der bei der begrifflich-strukturierenden Arbeit am Unterrichtsgegenstand die subjektiven Erfahrungs- und Bedeutungspotentiale mit einbezogen werden müssen, um einen Lernprozess praktisch erfolgreich verlaufen zu lassen.

Die Verarbeitung sollte so organisiert sein, dass die Schülerinnen in der Aneignung aktualisierter Erfahrungen im Kontext fortgeschrittener wissenschaftlicher Begriffe begreifen können. Dabei haben alle Akteure einen Einfluss auf die Verarbeitung des Einzelnen, durch neue Sichtweisen und Bedeutungen, die in Übereinstimmungen oder Differenzen sichtbar werden. Die Lehrerin beeinflusst das Gesehen der Verarbeitung durch Darbietungen, Erklärungen und Arbeitsaufträge, aus denen hervorgeht, unter welcher Fragestellung oder Perspektive der Unterrichtsgegenstand untersucht und bearbeitet werden kann.

3. Veröffentlichungssituation

Es soll den Schülerinnen die Möglichkeit eröffnet werden, ihre Resultate der Lernprozesse über den Rahmen der Klasse hinaus öffentlich zur Diskussion zu stellen. Collagen, Fotoreportagen, Rollenspiele, Wandzeitungen, Berichte, Gedichte, Bildbände und Standbildbauen sind dabei nur einige der möglichen Symbolisierungsformen[21], die als Produkte des Arbeitsprozesses mit dem Prozess selbst nicht identisch sind. Indem die

---

21 Jank, Werner, Meier, Hilbert (2000): Didaktische Modelle, 7. Aufl., Frankfurt/M., S. 320/321

Scheller, Ingo (1987): Erfahrungsbezogener Unterricht. Praxis, Planung, Theorie, 2. Aufl., Frankfurt/M., S. 121–214

Schülerinnen den eigenen Lernprozess rekonstruieren und gleichzeitig andere anregen, eigene Erfahrungen einzubringen und Standpunkte zu überprüfen, wird eine gewisse Verbindlichkeit geschaffen. So bleibt das Gelernte nicht folgenlos (sinnlos), denn die Schülerinnen können ihre Interessen anderen erklären und auch gesellschaftliche Tabuthemen zur Aufklärung anderer aufgreifen. In der Veröffentlichungssituation werden die neuen Erfahrungen zur Diskussion gestellt, sie werden öffentlich gerechtfertigt und leiten zum Weiterdenken über. Hier sollte sich die Lehrende stärker einbringen und den Schülerinnen die Möglichkeit geben, der Lehrenden begründet Einschätzungen und Argumente entgegenzusetzten.

Es ist die Aufgabe einer Lehrenden, inhaltliche Ziele im Laufe der Unterrichtsstunden zu konkretisieren und transparent zu machen. Daher ist eine Zielbeschreibung sicher sinnvoll, weil sie der Lehrenden ermöglicht, sich darüber Klarheit zu verschaffen, was in der nächsten Unterrichtsstunde realistischer weise erreicht werden kann. Das selbstreflexive Vorgehen bei der Zielbeschreibung ist von großer Bedeutung, da aus der Sicht der Lehrenden sich die Frage kaum beantworten lässt, ob die Ziele erreicht wurden. Deshalb sind einige Aspekte bei der Lehrzielbestimmung zu berücksichtigen:

Die Lehrziele beschreiben die Erfahrungen und Erkenntnisse, die Schülerinnen nach den Vorstellungen der Lehrenden in der Auseinandersetzung mit einem Unterrichtsgegenstand, mit bestimmten Lernweisen, mit bestimmten Schülerinnen in einer bestimmten Lernumgebung während einer Unterrichtsstunde gewinnen sollen. In einem Erfahrungsbezogenen Unterricht ist daher sinnvoll, dass eine Lehrzielformulierung zumindest Aussagen darüber enthält, welche Erfahrungen die Schülerinnen in der Stunde machen sollen, in Bezug auf das Thema, die symbolischen Formen, durch die das Thema angeeignet, verarbeitet und veröffentlicht werden soll und die sozialen Beziehungen, die die Schülerinnen bei der Arbeit eingehen sollen.

Unter dieser Vorgabe lassen sich die Lernzieldimensionen der sozialen, emotionalen, psychomotorischen und sachbezogenen Kompetenz von Pflegenden zum Thema „Erleben und Aushalten von Emotionen bei der pflegerischen Arbeit" in Bezug auf die drei Unterrichtsphasen nach Scheller so konkretisieren, wie in Tabelle 2 dargestellt:

Phase/ Kompetenz	Sozial	Emotional	psychomotorisch	kognitiv
Aneignung	Wertschätzung und Akzeptanz der Meinungen und Erfahrungen von Gruppenmitgliedern	Interesse, emotionale Beteiligung, Wunsch nach Bearbeitung der eigenen Erfahrungen zum Thema	Strukturieren der eigenen Erlebnisse, verborgenen Erfahrungen zu bewussten Erfahrungen	Erklärung und Begründung der veranschaulichten Haltungen
Verarbeitung	Entwickeln von Prioritäten im Umgang mit emotionalen Ereignissen während der pflegerischen Arbeit	Vergleich der Selbst- und Fremdwahrnehmung beim Erleben von Emotionen, sowohl intrapersonal wie interpersonal	„Erfinden" neuer und Offenlegen „gebrauchter" Bewältigungsstrategien, zum Thema „Erleben und Aushalten ..."	Einbindung der Bewältigungsstrategien in eine Handlungskette, die eine respektvolle Interaktion ermöglicht
Veröffentlichung	Umsetzung der neu gewonnen Erkenntnisse in privates und pflegerisches Handeln	Überprüfung der Interaktionsformen im Rahmen der pflegerischen Arbeit aufgrund des neuen Wissens	Anwenden selbstevaluativer Maßnahmen zur Stärkung eigener Ressourcen	Aktionen zur Veränderung struktureller Hemmnisse, Vorbildfunktion zur Veränderung gesellschaftlicher Werthaltungen

Tabelle 2: Lernzieldimensionen zum Thema „Erleben und Aushalten von Emotionen bei der pflegerischen Arbeit

Da die Erfahrungen nicht isoliert gemacht werden sollen, ist es bei der Angabe der Lehrziele sinnvoll, die verschiedenen Aspekte situationsbezogen zu beschreiben. Aus ihnen sollte hervorgehen, in welchen Situationen sich die Schülerinnen bei welcher Tätigkeit in welcher Sozialform an welchem Gegenstand welche Zusammenhänge erarbeiten sollten.

Vor einem erfahrungsbezogenen Unterricht sollten daher folgende Fragen bei der Planung des Lernprozesses beantwortet werden:

In Bezug auf die Aneignung:

- Welche Ausgangssituationen sind geeignet, um Schülerinnen zu provozieren, ihre eigenen Erfahrungen und Probleme zu veröffentlichen?
- In welchen Produkten können Schülerinnen ihre Erfahrungen und Deutungen festhalten?
- Über welche Aneignungsweisen und Verfahren können sie diese erarbeiten?
- Welche individuellen und sozialen Erfahrungen sollten Schülerinnen machen? In welcher Sozialform?
- Wie viel Zeit steht für diese erste Phase zur Verfügung?
- Welche Räumlichkeiten, Hilfsmittel und technischen Geräte werden gebraucht?

In Bezug auf die Verarbeitung:

- An welchen Dokumenten kann man exemplarisch Zusammenhänge erarbeiten?
- Welche Produkte sollen in dieser Phase die erarbeiteten Zusammenhänge vergegenständlichen?
- Welche Verarbeitungsweisen müssen dafür gelernt werden? Wo sind Klassenarbeiten, Klausuren oder Tests so zu integrieren, dass sie ein Teil des Verarbeitungsprozesses bleiben?
- In welcher Sozialform soll an den einzelnen Themenaspekten gearbeitet werden?
- Wie viel Zeit steht zur Verfügung? Räumliche und technische Ausstattung der Phase?

In Bezug auf die Veröffentlichung:
- Wem soll das Produkt zugänglich gemacht werden? Welche Veröffentlichungsweisen sind geeignet, um Verständnis für die entdeckten Zusammenhänge zu wecken?
- Müssen die Produkte für die Adressaten umgearbeitet werde? Wie kann über die Darstellung sichergestellt werden, dass nicht nur das Produkt, sondern auch der Arbeits- und Erfahrungsprozess der Öffentlichkeit deutlich wird?
- Wie viel Zeit ist notwendig und welche Räumlichkeiten werden gebraucht?

Es ist das Ziel der Bearbeitung von Inhalten, einen handlungsrelevanten Bezug für die Schülerinnen herzustellen. Die Schülerinnen erhalten durch die sinnlich-praktische Bearbeitung die Möglichkeit, Sachzusammenhänge anhand ihrer eigenen Erlebnisse und Erfahrungen zu verstehen. Um diese sinnliche und erfahrungsbezogene Lernweise von Inhalten möglich zu machen, werden Symbolisierungsformen benötigt, die eine Brücke zwischen den Erlebnissen, Phantasien und Haltungen der Schülerinnen und den Unterrichtsinhalten bilden. „Symbolisierungsformen sind eine Stellvertretung der Wirklichkeit und transportieren Erfahrungen in den Unterricht. Durch Vergegenständlichung und Strukturierung der Erlebnisse wird ein Neuzugang zu den Erlebnissen möglich.

Symbolisierungsformen bilden in der Aneignungsphase die Anknüpfung an die Erfahrungen der Schüler. In der Situation der Verarbeitung ermöglichen sie eine Erweiterung ihrer Erfahrungswelt" (Scheller 1996, S. 7) und in der Situation der Veröffentlichung ermöglichen sie einen Austausch von Erfahrungen der Schülerinnen untereinander.

„Symbolisierungsformen bilden die Erlebnisse und Wirklichkeit nicht einfach ab, sondern strukturieren und interpretieren sie in einer bestimmten Weise" (Scheller, ebd.).

Das Schema der drei Phasen der Aneignung, Verarbeitung und Veröffentlichung von Erfahrung ist so konzipiert, das Lehrerinnen und Schülerinnen gemeinsam den Lernprozess gestalten: Die Lehrerin bleibt für die Organisation des Lernprozesses verantwortlich, aber Gegenstand des Unterrichts sind nicht ferne Lernzielvorgaben aus Richtlinien und Schulbüchern, sondern die Erfahrungen der Schülerinnen (und Lehrenden) mit dem Thema.

Das Schema ist auf dem ersten Blick leicht zu verstehen, zwingt die Lehrende jedoch, die Schülerinnenperspektive frühzeitig wahrzunehmen. Es kann des Weiteren dazu verleiten, das Schema jedem beliebigen Unterrichtsgegenstand überzustülpen ohne zu prüfen, ob es für die vorgesehen Form von Erfahrungsbezogenem Unterricht auch geeignet ist. Man sollte bereits vor der Entscheidung für *dieses* Schema überlegen, ob es für *diese* Schulklasse mit *diesem* Unterrichtsklima bei *diesen* Lehrzielen und *diesen* Vorerfahrungen geeignet ist.

Im folgenden Abschnitt wird das szenische Spiel als Lernform[22] vorgestellt, weil es in allen drei Phasen anwendbar ist.

5.4. Das szenische Spiel

Wie können Lernprozesse aussehen und organisiert werden, bei denen sich die Lernenden während der Auseinandersetzung mit Inhalten auch mit den Erlebnissen, Vorstellungen und Verhaltensmustern konfrontieren können, die ihre Aneignung und Interpretation *heimlich* beeinflussen? Die Entwicklung des szenischen Spiel beruht selbst auf einer Wechselwirkung zwischen theoretischer Reflexion und praktischer Erfahrung.

Der Kern des szenischen Spiels ist die Arbeit an inneren Haltungen, wie Gefühle, Fantasien, Einstellungen und äußeren Haltungen, wie körperliche und sprachliche Ausdrucksformen. Das szenische Spiel ist so die Verbindung von Körperarbeit und Gefühlsarbeit, was dem Wesen personenbezogener Dienstleistungsarbeit entspricht.

Nur wer seine eigene Verletzlichkeit, seine Ängste, Hilflosigkeiten und Bedürfnisse kennt, kann sich bewusst machen und aushalten, dass beispielsweise Pflegearbeit an eigenen Gefühlen, Erlebnissen und

---

22 Oelke, Uta, Scheller, Ingo, Ruwe, Gisela (2000): Tabuthemen als Gegenstand szenischen Lernens in der Pflege. Theorie und Praxis eines neuen pflegedidaktischen Ansatzes, Hans Huber, Bern, S. 35 ff.

Schamgrenzen rührt. Dann müssen derartige Gefühle nicht als peinlich unterdrückt werden, sondern sie können dazu genutzt werden, andere Menschen besser zu verstehen und empathisch mit ihnen umzugehen.

5.4.1. Ziele des szenischen Spiels

Ziele von Lernprozessen mit Mitteln des szenischen Lernens sind:

- Sich mit dem eigenen Körper, seinen Empfindungen und Reaktionen vertraut zu machen und sich mit den Bildern, Erlebnissen, Gefühlen, Wünschen und Ängsten auseinander zu setzten, die sie mit der eigenen Zukunft (auch Krankheit und Alter) verbinden.
- Sich die Wahrnehmungen, Projektionen, Abwehr- und Integrationsmechanismen sowie die damit verbundenen Gefühle und Verhaltensweisen bewusst zu machen, mit denen sie auf solche Erscheinungen bei sich und anderen reagieren, und zu versuchen, sie als des eigenen Selbst zu akzeptieren.
- Die Bedürfnisse, Gefühle, Wünsche und Abwehrmechanismen anderer (kranker und/oder alter) Menschen wahrzunehmen, zu akzeptieren und lernen sich so zu verhalten, dass diese sich als Subjekte (in ihrer Krankheit und mit ihren Schwächen) ernst genommen fühlen.
- Zwischen den eigenen Bedürfnissen und Lebensentwürfen und denen der anderen (alten und kranken) Menschen zu unterscheiden und dort, wo sich die Pflegenden überfordert fühlen oder von Patientinnen Grenzen überschritten werden, Grenzen zu setzen, ohne den anderen (Patientinnen) zu erniedrigen.

Wenn man denjenigen glauben darf, die dem situativen, subjektivierenden Handeln in der Pflege mehr Bedeutung beimessen als dem zweckrationalen, die dem phänomenologischen Verstehen mehr Relevanz als dem Beherrschungs-(Fakten-)wissen zurechnen, dann ist gerade das darstellende Spiel ein Weg, sozial-kommunikative und personale Kompetenzen von Schülerinnen in personenbezogenen Dienstleistungsberufen zu fördern.

5.4.2. Vier Merkmale des szenischen Spiels

Vier Merkmale sind dabei kennzeichnend für das szenische Spiel:

1. Die Arbeit an und mit Haltungen,
2. Das Handeln in einer vorgestellten Situation,
3. Die Möglichkeit der Einfühlung
4. Die Reflexion

Die szenischen Übungen an einem Thema sollen dazu anregen, sich mit eigenen Erlebnissen, Haltungen und Handlungsmöglichkeiten auseinander zu setzen und so anstoßen, anregen, erinnern und aufregen fördern.

Beim szenischen Spiel geht es um Fragen von Macht und Ohnmacht in schwierigen Situationen (Krankheit, Alter, schweres Leid, Tod). Das szenische Spiel eignet sich inhaltlich besonders für die Bearbeitung gesellschaftlicher Tabuthemen, mit denen insbesondere Pflegende engsten (körperlichen) Kontakt haben. Mit der szenischen Darstellung wird der Blick geschärft, Ausbildung in der Pflege anders wahrzunehmen, vielleicht in einer konstruktiven Weise. Daher sollte das Ziel der Pflegeausbildung in der Förderung von Selbst- und Mitbestimmungs-, sowie Solidaritätsfähigkeit der Schülerinnen liegen, durch konkrete Förderung ihrer Selbstkritikfähigkeit, Kritikfähigkeit, Argumentations- und Empathiefähigkeit. Diese müssen dann aber auch im Unterricht zu üben sein, was eine Handlungsorientierung verlangt statt dozierende Lehrende.

Die Pflegearbeit muss daher inhaltlich aufbereitet werden und die gesellschaftliche (Pflege als Zivilisierungsarbeit), interaktive/soziale (Pflege als Beziehungsarbeit), körperlich-taktile (Pflege als Körperarbeit) sowie emotionale (Pflege als Gefühlsarbeit) Dimensionen des pflegerischen Handelns berücksichtigen. Pflegearbeit darf nicht in naturwissenschaftlichen Begründungszusammenhängen stecken bleiben und verrichtungsorientiert und überindividuell (Vermittlung von Handlungsabläufen, Durchführung von Pflegetechniken oder Ausführung einer zergliedernden Krankenbeobachtung) durchgeführt werden. Die Vermittlung von *Richtig* und *Falsch* in der Pflegeausbildung entspricht nicht dem Erleben von Schülerinnen in der Pflege, die auf problematische, konfliktreiche und widersprüchliche Situationen stoßen, wo es kein *Richtig* oder *Falsch*, sondern keine oder viele verschiedene Lösungen gibt. Die Belehrung im Unterricht ist da wohl kaum Weg, den Wert, den Sinn und die Bedeutung von Pflegearbeit zu vermitteln und so eine widerstandsfähige und belastbare berufliche Identität zu entwickeln.

In vielen Bildungsgängen – auch in der Pflegeausbildung – laufen die Lernprozesse im Wesentlichen auf rationaler Ebene ab, auf der Ebene des Bewusstseins. Die Bildung zielt vielfach auf die geistige Erschließung der Welt und ist an dem Aufbau und der Veränderung des Bewusstseins orientiert. Da hat das Irrationale, Unbewusste keinen Platz. Da aber das Lernen, auch das Pflegen in sozialen Situationen stattfindet, müssen die Schülerinnen mit allen Sinnen, allem Verstand und allem Gefühl eingebunden werden. Hier wird das szenische Spiel zum szenischen Verstehen. Die Menschen werden als Teil ihrer sozialen Kontexte und ihren kulturbiografischen Prägungen verstanden. Eine rein kognitiv-rationale Auseinandersetzung schein hier viel zu kurz zu greifen. Den Umgang mit Menschen besonders in der Pflegeausbildung nur von der rationalen Perspektive zu beleuchten, bedeutet, den interaktiven, emotional-körperlich-sinnlichen Kern zu übersehen.

5.4.3. Szenisches Spiel als Arbeit an und mit Haltungen

Bildungsprozesse, die auf die Förderung sozialer und personaler Kompetenzen und damit auf Haltungen abzielen, müssen auch un- und vorbewusste Wahrnehmungs-, Denk- und Verhaltensmuster thematisieren:

Innere Haltungen werden betrachtet, um eingeschliffene Formen der Bedürfnisbefriedigung, des Wahrnehmens, Denkens und Fühlens und die damit einhergehenden gesellschaftlichen Normen und Machtverhältnisse offen zu legen. Dabei ist es das Ziel, vergessene, ausgegrenzte oder noch nicht entdeckte Gefühle, Wahrnehmungs- und Denkmöglichkeiten (wieder) bewusst zu machen und als Teil des eigenen Selbst zu akzeptieren. Damit können polarisierte Vorstellungen und Deutungen, die das Wahrnehmen der Bedürfnisse anderer Menschen und ein einfühlendes Verhalten erschweren, in Frage gestellt und überwunden werden.

Außerdem sollen die Entstehung, Erscheinungsformen und soziale Wirkung äußerer körperlicher und sprachlicher Haltungen und Handlungsmuster, mit denen Situationen gestaltet, bewältigt und inszeniert werden, mit dem Ziel thematisiert werden, sich bewusst machen, wie man sich anderen gegenüber verhält, wie dieses Verhalten von anderen wahrgenommen wird und inwieweit diese Wahrnehmungen den eigenen Vorstellungen und Wünschen entspricht.

Warum wurden die Verhaltensmuster angeeignet und wofür waren/ sind sie nötig? Und welche anderen Verhaltensmuster schlummern noch in einem, welche können erlernt werden, um die Beziehung zu sich, dem eigenen Körper und zu anderen Menschen zu erweitern und zu verändern?

Hierfür reicht die Begriffsprache nicht aus, weil sie nur erklären und rechtfertigen würde, was erst in das Bewusstsein kommen soll. Durch die Sprache allein können komplexe sinnlich-ästhetische Gestaltungen nicht bearbeitet werden, dazu braucht es präsentative Symbole und Gestaltungsformen, um so die sinnlichen und emotionalen Anteile zu vergegenständlichen. Eine solche sinnlich-ästhetische Lernform ist das Szenische Spiel, die von sozialen Situationen und den in sie eingehenden Handlungen nicht abstrahiert. Vielmehr werden Personen und Situationen rekonstruiert, neu geschaffen, gestaltet und dargestellt.

5.4.4. Szenisches Spiel als Handeln in vorgestellten Situationen

Im Szenischen Spiel wird das Handeln in einer gedachten Situation ausprobiert. Je genauer die Ausarbeitung und Vorstellungen in einer Rolle, desto realer erscheint das Umfeld und das Handeln aus dieser Rolle heraus. Werden die Vorstellungen systematisch aufgebaut und entfaltet, haben die Schülerinnen die Gelegenheit, sich Schritt für Schritt in die Situation einzufühlen. Genau dann ist das Handeln in der Rolle nicht mehr fiktiv und bloße Inszenierung des Spaßes wegen, sondern tatsächlich so real wie in einer analogen Alltagssituation. Der körperliche Ausdruck und das sprachliche Verhalten werden von innen heraus motiviert und gerechtfertigt. Die Schülerinnen zeigen nicht nur, wie sie die Rolle sehen, sondern sie *leben* die Rolle und entfalten so ihr mögliches Handlungsvorgehen. Dieses Verhalten und seine sozialen Wirkungen und auch das, was in anderen Rollen und Situationen neu entwickelt wird, bietet die Grundlage zur Analyse sozialer Prozesse. Im Wiederentdecken, Erleben und Bewusstwerden dessen, was die Schülerinnen ausdrücken, können Gefühle, Träume und Verhaltensweisen aufspürt und Verbindungen zu anderen Situationen aufgedeckt werden.

Damit erkennen wir die starren Strukturen, die unsere Einschätzungen bestimmen: groß/klein, dünn/dick, dumm/klug, alt/jung, stark/schwach, friedfertig/gewalttätig, gesund/krank, Frau/Mann, Ausländer/Deutscher.

Indem sich die Schülerinnen auf die Situation anderer Menschen einlassen und fremde Verhaltensweisen möglicherweise lustvoll erleben, können sie entdecken, dass es auch in ihnen selbst möglicherweise bedrohliche Anteile gibt. Werden diese Elemente respektiert und für die eigene Person im Selbstbild aufgenommen, müssen hierfür keine Sündenböcke mehr gefunden und diese Anteile bei anderen auch nicht weiter bekämpft werden. Im Wechselspiel zwischen ICH und Rolle können Polarisierungen und Abgrenzungen infrage gestellt werden und es öffnet sich der Blick für die Einzigartigkeit in *jeder* Situation im Umgang mit Menschen.

5.4.5. Szenisches Spiel als Einfühlung und Reflexion

Damit solche Lernprozesse entstehen können, müssen beim szenischen Spiel durch Spielverfahren und Interventionen gezielt Gedächtnisschichten angeregt werden, in denen körperliche, emotionale und szenische Anteile erlebter Situationen gespeichert sind. Es kommt zu einem Aktivieren vergessener vorbewusster Erlebnisinhalte, besonders während des Schreibens der Rolleninhalte. Nachahmung von äußeren Haltungen kann wichtig sein, wenn man sich die Gedanken der anderen nicht vorstellen kann, weil sie zu fremd sind. Dann findet die Einfühlung über die Äußerlichkeiten statt. Das gleiche gilt für sprachliche

Imitation. Dadurch können in der spielenden Person viele vorsprachliche Körpererlebnisse geweckt werden, bewusst werden und so das körperliche Selbstbewusstsein erweitern.

Eine Einfühlung in soziale Beziehungen fördert das Verstehen von Beziehungsmustern und das Nachfühlen von Fremd- und Selbstwahrnehmung. Bei jeder Einfühlung geht es darum, sich der Grenze zwischen Rolle und sich immer bewusst zu sein und die eigenen Bedürfnisse nach Selbstdarstellung und Selbstbestätigung hinten anzustellen. Die Schülerinnen spielen nicht sich, sondern *nur* eine Rolle, die sie wieder ablegen können.

Die Intervention der Spielleiterin ist nötig, zur Unterbrechung zum Standbild, um die aktuellen Gedanken der Spieler aussprechen zu lassen. Durch das Neuaufnehmen des Spiels sind die Beteiligten gezwungen auf ihr Verhaltens- und Handlungsrepertoire zurückzugreifen und machen so Haltungen deutlicher, werden aber auch gleichzeitig erinnert, dass sie eine Rolle spielen. Wahrnehmungen und Reflexion werden von Beobachterinnen angeregt, die die Spielsequenzen spiegeln und deuten. Sie zeigen, welche Haltungen im Spiel offenbart wurden, welche sozialen Beziehungen im Spiel aufgebaut oder abgebrochen wurden. Diese szenische Reflexion zwingt zur Diskussion unterschiedlicher Wahrnehmungen, da durch die Beobachterinnen wiederum neue Standpunkte eingebracht werden.

5.4.6. Die Voraussetzungen bei der Arbeit mit dem szenischen Spiel

Lernprozesse finden im szenischen Spiel nicht zwangsläufig statt. In offenen und unstrukturierten Spielsituationen wird die fremde Rolle häufig abgewehrt und den eigenen Bedürfnissen angepasst. Grund dafür ist der Selbstdarstellungs- und Konkurrenzdruck der Spielenden. Um Lernprozesse zu initiieren, müssen geeignete und differenzierte Rollen- und Situationsvorgaben zur Verfügung stehen. Daher muss die Lernsituation inhalts- und zielorientiert geplant sein, angeleitet und kontrolliert werden. Rollen und Regeln müssen genug Sicherheit geben, sich auf das

Neue im Spiel einzulassen. Dafür braucht es wiederum eine Spielleiterin, die den Raum des Spiels definiert und mit Vorgaben, Verfahren und Regeln legitimiert.

Rollen- und Situationsvorgaben sollen so gestaltet sein, dass Eingeschliffenes nicht wiederholt wird, sondern dass die Spielerinnen mit fremden, abgewehrten und idealisierten, unbekannten Haltungen konfrontiert werden. Neben Konfliktsituationen bieten sich hier Geschichten an, die soziale Dramen enthalten. Erzählungen, Texte, Bilder, Filme können szenisch umgesetzt und auf ihre Wirkungen hin untersucht werden. Es werden Entstehungsbedingungen, Verlaufsformen und Lösungsmöglichkeiten sozialer Situationen szenisch gedeutet, probeweise erlebt und in das eigenen Verhaltensrepertoire aufgenommen.

Mögliche Spielverfahren sind Körperübungen zur Körperhaltung, Sprachübungen zum Sprechverhalten, das Rollenschreiben, um innere Haltungen zu präsentieren und Wahrnehmungsübungen für sinnliche Momente. Sie ermöglichen aus unterschiedlicher Perspektive verschiedene Aspekte an Menschen oder Situationen wahrzunehmen, vorzustellen, zu erinnern, darzustellen und zu deuten. Spielverfahren sind Teil der szenischen Handlung, die immer bestimmten Intensionen folgen und in der schrittweise die Rollen in szenische Vorstellungen umgesetzt werden.

Die Spielleitung definiert Thema, Ziele, Rollen- und Situationsvorgaben. Sie muss über eine auf das Thema bezogenes sozial- und kulturhistorisches Hintergrundwissen verfügen, die Rollenverteilung organisieren, sich in die Rollen einfühlen, in den Rollen handeln und das Geschehen reflektieren. Sie ist nicht Vermittlerin von Inhalten (zumindest nicht argumentativ, sondern szenisch), sondern Planerin und Organisatorin von Spiel- und Reflexionssituationen. Sie legt Regeln und Rahmen fest, die allen Teilnehmerinnen eine Funktion und damit Sicherheit gibt. Sie macht Angebote durch Interventionen, die Rolle zu präzisieren, die Vorgaben zu überarbeiten und hört genau hin, um auf bestimmte Ergebnisse hinzuweisen. Zum Teil fühlt sie sich durch Fragen und mitspielen in einzelne Rollen ein.

Im 6. Kapitel werden Unterrichtskonzepte zum Thema: „Erleben und Aushalten von Emotionen während der pflegerischen Arbeit" vorgestellt.

6. Unterrichtskonzepte zum Thema: Erleben und Aushalten von Emotionen während der pflegerischen Arbeit

In der Einführung zur Materialiensammlung *Bundeseinheitliche Altenpflegeausbildung* (Kuratorium Deutscher Altenhilfe, 2003, S. 10) beschreibt die „Zukunftswerkstatt Pflegeausbildung" unter vielen anderen, folgende Aufgaben, die zur (alten-)pflegerischen Kompetenz gehören:
- Verantwortung für das eigene Tun bewusst übernehmen,
- Grenzen der eigenen Kompetenz und Zuständigkeit feststellen,
- Überforderung pflegender Angehöriger sowie die Vernachlässigung der zu Pflegenden erkennen und
- Angehörige beraten.

Nach Meinung der Autorin wird es überhaupt erst durch die Integration und Reflektion (aneignen, verarbeiten, veröffentlichen) emotionaler Erfahrungen aus pflegerischen Tätigkeiten möglich, die Verantwortung für das eigene Tun zu übernehmen. Ebenso kann erst *nach* der Reflektion von emotionalen Erfahrungen deutlich werden, wo die Grenzen der eigenen Kompetenzen verlaufen. *Nach* dem Erkennen möglicher eigener Überforderung kann die Überforderung anderer erkannt werden und eine geordnete Angehörigenberatung erfolgen, um so für die zu Pflegenden respektvolle und würdevolle Interaktionen zu bewirken.

Um die Entwicklung von Reflexion und Integration emotionaler Erfahrung zu ermöglichen, werden im Folgenden Unterrichtseinheiten auf der Basis der eingangs in Kapitel 2 dargestellten Literatur vorgeschlagen, deren Stundenkontingente 30–40 Unterrichtsstunden umfassen können. Diese insgesamt bis zu 40 Unterrichtsstunden können nach der bundeseinheitlichen Altenpflegeausbildung aus den folgenden Unterpunkten der Lernfelder entnommen werden:

(Die hier dargestellte Nummerierung entspricht der der Lernfelder und ist deshalb nicht fortlaufend.)

Ô 1 Aufgaben und Konzepte in der Altenpflege

    1.3 Personen- und situationsbezogene Pflege alter Menschen in den Aktivitäten des Lebens und im Umgang mit existentiellen Erfahrungen unter dem Punkt:
- Kommunizieren können
  - Unterpunkt: Selbstpflege der Pflegenden im Bereich Kommunizieren können
- Ausscheiden können
  - Unterpunkt: Selbstpflege der Pflegenden im Bereich Ausscheiden können
- Mit existentiellen Erfahrungen des Lebens umgehen können
  - Unterpunkt: Selbstpflege der Pflegenden im Bereich Mit existentiellen Erfahrungen des Lebens umgehen können
- Sterben und Tod

    1.4 Anleiten, beraten und Gespräche führen

Ô 2 Unterstützung alter Menschen bei der Lebensgestaltung

    2.1 Lebenswelten und soziale Netzwerke alter Menschen beim altenpflegerischen Handeln berücksichtigen
- AEDL „Sexualität/Sich als Mann oder Frau fühlen und verhalten können"
  - Unterpunkt: Sexualität im Alter
    Lerninhalt: Einstellung von Altenpflegerinnen zur Sexualität alter Menschen

Ô 4 Altenpflege als Beruf unter den Punkten:

    4.1 Berufliches Selbstverständnis entwickeln

    4.2 Lernen lernen

    4.3 Mit Krisen und schwierigen sozialen Situationen umgehen

    4.4 Die eigene Gesundheit erhalten und fördern

Im Folgenden werden zwei mögliche Vorgehensweisen für einen Unterricht, beziehungsweise für eine Bildungswoche zum Thema: „Erleben und Aushalten von Emotionen während der pflegerischen Arbeit" vorgestellt. Die Vorschläge sind als „Strickleiter" zu verstehen, die eine Bearbeitung des Themas aus der Sicht der Autorin vorstrukturieren. Sie können nach Ansicht der Autorin als Leitfaden zur Unterrichtsgestaltung verstanden werden, die jedoch keinen Anspruch auf Vollständigkeit erhebt. Erprobt wurden beide Vorschläge vorerst nur in Ansätzen, so dass bisher noch keine Korrekturen an den Konzepten erfolgten. – Was aber nach dem Lesen oder gar dem Erproben dieser Unterrichtsvorschläge gerne nachgeholt werden kann!

Mit Erfolg erprobt wurde bisher eine Minimalvariante zur Bearbeitung von Emotionen nach dem ersten Praktikumseinsatz auf der Station einer Einrichtung. Diese Unterrichtssequenz wurde nach den Fragen des Interviewleitfadens zusammengestellt und griff die ersten Begegnungen mit unangenehmen Emotionen während der pflegerischen Arbeit auf. Im Stuhlkreis wurden mit einer kleinen Gruppe von Auszubildenden schwierige Situationen, die mit Scham und Ekel behaftet waren, besprochen und die positive biologische Bedeutung von Ekelerlebnissen, sowie die gesellschaftlich negativen Konsequenzen dargestellt.

Und wieder fanden sich Auszubildende, die einerseits deutlich machten, wie sehr sie unter den negativen Emotionen litten, und andererseits geglaubt hatten, mit ihnen sei *„etwas nicht in Ordnung"*!

Dazu bleibt nur festzuhalten: Es gibt wirklich noch viel zu tun – also los!

6.1. Unterrichtsvorschlag für eine Bildungswoche mit 30–40 Unterrichtsstunden

Unterrichtsvorschlag für eine Bildungswoche zum Thema: Erleben und Aushalten von Emotionen während der pflegerischen Arbeit. Gesamtdauer: 30–40 Unterrichtsstunden.

Tag	Montag	Dienstag	Mittwoch	Donnerstag	Freitag
Grundgedanken an den Blocktagen	Emotionen als Bedingung, Mittel und Ergebnis von Pflegearbeit Dienstleistungsarbeit an Menschen			Ekel ist okay?!	
Tagesarbeitsschritte	Klärung der Rahmenbedingungen Einleitung in das Thema				
	Emotionsarbeit	Emotionsmanagement	Emotionsregulierung und Stress	Was ist an Ekel okay?	Warum ist Ekel für mich okay?
Literatur	– Brenner/Wrubel: Gefühle als körperliche Intelligenz – Herausarbeiten von Definitionen: Vorlage Buch – Strauss u. a.: Gefühle im Dienste des Hauptarbeitsverlaufs	– Hochschild: Tauschwertcharakter von Gefühlen – Gerhards: Emotionsarbeit als institutionalisierte Erwartung – Dunkel: Gefühlsarbeit als fachliche Qualifikation	– N. Elias: Kontrolle der Gefühle aus Rücksicht auf andere – Badura: Emotionale Belastung durch Gefühlsregulierung	– Definitionen von „Ekel" suchen – Eigene ekeligste Geschichte – Temsch: „Es wird schon wieder werden" – Zitate aus den eigenen Interviews – Zur Deutung der biologischen Verhaltensmuster: Roth, Biologische Grundlagen der „Ekelentstehung"	– Sowinski, Kirsch, Ringel, Overlander: Nähe zum Menschen und Distanz zum Leid – Betty Neumans Systemmodell zum Verständnis der eigenen unterschiedlichen Reaktionsmuster – Medien: Filme, Tonbandaufnahmen, ekelerregende Bilder – Hilfsmittel zur Unterscheidung von sensorischem und moralischem Ekel

Verfahren der Aneignung, Verarbeitung und Veröffentlichung	– Gruppenarbeit an den Texten – Szenisches Spiel zu den einzelnen Gefühlsleistungen von Pflegenden	– Vor der Textarbeit Szenisches Spiel zu den Überschriften der Texte – Anschließend Textarbeit in Gruppen	– Standbilder aus einem szenischen Spiel unter der Frage: Wann entsteht Stress bei der pflegerischen Arbeit, wenn zugleich Emotionen im Spiel sind? – Entsteht Stress auch ohne Einwirken von Emotionen?	– Zeitreise in eine ekelige Situation und deren Bewältigung – Geschichte schreiben – seid ehrlich! – Gegenseitig interviewen – Geschichte umschreiben, als nachträgliche Bewältigung – Szenisches Spiel mit Standbildern an den Stellen, wo man etwas verändern kann/möchte	– Selbsterfahrung durch Hineingreifen in Kisten oder Beutel mit unbekanntem Inhalt – Szenisches Spiel zur Lösungssuche bei sensorischem oder moralischem Ekel
Ziel	Wissen über Emotionen konkretisieren Definieren: Emotionsarbeit ist … Gefühle als Teil der pflegerischen Arbeit erkennen, benennen, dokumentieren und entlohnen (?)	Definieren: Emotionsmanagement ist … Antworten zu den Fragen: – Kann man Emotionen kaufen? Wo? Wann? – Was ist – im Kauffalle – noch *privat* an Emotionen? – Was bleibt für mich übrig, wenn ich Emotionen verkaufe/verkaufen muss?	– Definieren: Emotionsregulierung ist … – Wissen erarbeiten über den Einfluss von Emotionen im privaten und im gesellschaftlichen Bereich – Wer nimmt auf wen, wann, Rücksicht und warum? – Konsequenzen einer gescheiterten oder gelungenen Emotionsregulierung, allgemein/in der pflegerischen Arbeit?	– Benennen von unausgesprochenen Erwartungen auf Seiten der Auszubildenden und Pflegenden an sich selbst, der Patientinnen und der „Gesellschaft" an die Pflegenden	– Bewältigungsstrategien bei Ekelerregung erarbeiten – Lösungshilfen für den beruflichen Alltag zusammentragen

6.2. Unterrichtseinheit verteilt auf 15 Doppelstunden

Unterrichtsvorschlag für eine Unterrichtseinheit zum Thema: Erleben und Aushalten von Emotionen während der pflegerischen Arbeit, Gesamtdauer circa 30 Unterrichtsstunden.

1/2 Unterrichtsstunde	3/4 Unterrichtsstunde	5/6 Unterrichtsstunde
Einführung in das Thema: Kartenabfrage: Was sind Emotionen (bei der Arbeit)? Sammlung und Systematisierung der dargestellten erlebten Emotionen, privat und/oder in der pflegerischen Arbeit unter der 2. Frage: Wo tauchen Scham, Peinlichkeit, Wut und Ekel auf?	Informationssammlung über die grundlegenden Begriffe: Definition von Gefühl, Affekt, Emotion (mit Rückgriff auf die Kartenabfrage) selbst erstellen, Definitionen aus dem 2. Kapitel vorstellen und mit eigener Definition vergleichend diskutieren	Informationssammlung über Gefühle in personenbezogenen Dienstleistungsberufen: Gruppenarbeit (mit Ergebnissicherung per Referat) über Textausschnitte von Benner/Wrubel, Hochschild, Strauss u. a., Badura und Temsch. Pro Gruppe max. 4 Personen, eher weniger

7/8 Unterrichtsstunde	9/10 Unterrichtsstunde	11/12 Unterrichtsstunde
Arbeiten an den Referaten, Gelegenheit zur Bereitstellung weiterer Materialien und zur Diskussion an den Texten. Besprechung der Durchführung von Veröffentlichungen (Ausstellung, Film, Bilder, Collagen u.s.w.)	Referat zu Brenner/Wrubel Besprechung der Ergebnisse und Umsetzung von Ideen der Veröffentlichung außerhalb der Klasse	Referat zu Hochschild Besprechung der Ergebnisse und Umsetzung von Ideen der Veröffentlichung außerhalb der Klasse

13/14 Unterrichtsstunde	15/16 Unterrichtsstunde	17/18 Unterrichtsstunde
Referat zu Strauss u. a. Besprechung der Ergebnisse und Umsetzung von Ideen der Veröffentlichung außerhalb der Klasse	Referat zu Badura Besprechung der Ergebnisse und Umsetzung von Ideen der Veröffentlichung außerhalb der Klasse	Referat zu Temsch Besprechung der Ergebnisse und Umsetzung von Ideen der Veröffentlichung außerhalb der Klasse

6. Unterrichtskonzepte zum Thema

19/20 Unterrichtsstunde	21/22 Unterrichtsstunde	23/24 Unterrichtsstunde
Verarbeitung des Themas: Ekel und Scham, im Rückblick auf das Referat von Temsch und den Leserbriefen z. B. durch: Zeitreise zu den eigenen Ekelgefühlen, Szenisches Spiel, Standbild bauen, Suchen nach dem Stichwort „Ekel" in den (Pflege-)Lehrbüchern	Tag der Veröffentlichung außerhalb der Klasse – Tag der offenen Tür – Ausstellung im Foyer der Institution/der Schule – Einladung der lokalen Presse – Ausstrahlung von Videos, Zeigen von Bildern (je nach Gusto evt. Erst am Ende der UE)	Information zur Aneignung und Verarbeitung der biologischen/physiologischen Grundlagen von Ekel Textausschnitte aus dem 2. Kapitel zum Thema der Ekelentstehung Bearbeitung in Kleingruppen und Diskussion im Klassenforum

25/26 Unterrichtsstunde	27/28 Unterrichtsstunde	29/30 Unterrichtsstunde
Information zur Aneignung und Verarbeitung von sogenanntem sensorischen und moralischen Ekel Hierzu die Texte oder Textausschnitte von Overlander, Sowinski, Kirsch und Ringel Bearbeitung in Kleingruppen und Diskussion im Klassenforum	Aneignen, Verarbeiten und Veröffentlichen zu der Frage, Welche Bearbeitung-, Lösungs- oder Bewältigungsstrategien kann es beim Erleben und Aushalten von Emotionen im beruflichen Alltag geben? Lösungswege im Umfeld veröffentlichen → z. B. Plakate	Aneignen, Verarbeiten und Veröffentlichen des Systemmodells von Betty Neuman, um die unterschiedlichen Erfahrungen zur eigenen Verfassung in vergleichbaren Situationen verstehen zu können (Über-) Einleitung zum Themenkomplex: „Modelle und Theorien"

141

7. Schlussbemerkungen

Dieses Buch ist nach der zugrundeliegenden Diplomarbeit ein weiteres Zeichen für einen Veränderungswillen, der dazu beitragen möchte, dass Gefühle in der Arbeitswelt von Auszubildenden in der Pflege und pflegenden Praktikerinnen als ein Teil der Arbeit anerkannt werden. Mit Hilfe der vorliegenden Ergebnisse, der Anleitung zur Selbstevaluation durch das Systemmodells von *Betty Neuman* und den Vorschlägen zur Bearbeitung des Themas im Unterricht oder in einer Bildungswoche wird die Praxis verändert werden können, denn es konnte gleich zu Beginn der Veröffentlichung gezeigt werden, dass personenbezogene Dienstleistungsarbeit aus den Komponenten körperliche Arbeit, geistige Arbeit und Gefühlsarbeit besteht. Weiterhin wurde dargestellt, dass Emotionen in der pflegerischen Interaktion mitwirken und gleichzeitig Bedingung, Mittel, und Ergebnis der Arbeit mit Menschen sind. Daher wäre das Herstellen eines erwünschten Gefühlsausdrucks als eine beruflich-fachliche Kompetenz zu verstehen, die zu entlohnen wäre.

Die Identifikation von bisher 12 verschiedenen Arten der Gefühlsarbeit durch *Strauss* u. a. gibt den Pflegenden ein Instrument zum Erkennen, Benennen und Dokumentieren geleisteter Gefühlsarbeit an die Hand. Des Weiteren konnte mit dem auf Pflegende angewendeten Systemmodell ein Instrument bereitgestellt werden, das eine neue Kontaktaufnahme zu den eigenen Emotionen unterstützt. Dies kann zu einer größeren Autonomie in der Pflegearbeit führen und zu mehr Zufriedenheit bei der Arbeit beitragen.

Um jedoch zu erreichen, dass die Arbeit an und mit Gefühlen als beruflich-fachliche Qualifikation verstanden wird, brauchen die Auszubildenden und Praktikerinnen in den Pflegeberufen während der Ausbildung und der Berufsausübung Schutzräume, in denen sie ihr berufliches Selbstverständnis festigen und ein berufliches Selbstbewusstsein ausbauen können. Dazu braucht es nicht nur die Kenntnis über die Bedeutung von Emotionen, sondern auch das Wissen über deren möglichen Konsequenzen in der Pflegearbeit. Ferner ist die Vergegenwärtigung des gesellschaftlichen Einflusses auf das Denken, Handeln und Fühlen seiner Mitglieder von besonderer Bedeutung, da diese Einflussnahme zur Ausdifferenzierung von Gefühlsregeln beiträgt, die Pflegeschülerinnen und pflegende Praktikerinnen häufig als Zwang in ihrem personenbezogenen Dienstleistungsberuf erleben.

In einer aktuell belastenden Situation war und ist es den Pflegeschülerinnen wichtig, für sich selbst Respekt zu erfahren, loyal behandelt zu werden und sich als gleichberechtigte Partnerin in der Pflegearbeit zu erleben. Diese Wünsche könnten sich erfüllen, wenn die Institutionen mit Fort- und Weiterbildungen dafür sorgten, dass Gefühle als Teil der Arbeit anerkannt würden und alle Pflegenden wieder einen engeren Kontakt zu ihren Gefühlen leben könnten. Supervision für helfende und examinierte Praktikerinnen, wie auch für die Auszubildenden würde diese Entwicklung unterstützen. Die Pflegeschülerinnen wünschen sich des Weiteren, dass einzelne Personen, beispielsweise erfahrene Pflegende, Vertrauenslehrerinnen oder auch Seelsorgerinnen im Notfall schnell zur Verfügung stehen, um stark gefühlsbelastete Situationen adäquat besprechen und bearbeiten zu können. Dies würde einer Gefühlsarbeitsteilung nach *Strauss* u. a. entsprechen, die wiederum auch von den Praktikerinnen genutzt werden könnte.

Um einen respektvolleren und würdigeren Umgang unter den Menschen in einer pflegenden Institution zu erzielen, wird daher vorgeschlagen, den Pflegenden in Form von Bildungswochen, mit einem Abstand zur Arbeit, zu ermöglichen, Ausdrucksmöglichkeiten und Bewältigungsstrategien zu erarbeiten, die im Anschluss einen weniger belastenden Umgang mit Gefühlen erlauben.

Um dies zu erreichen, wurden in diesem Buch Methoden vorgestellt, mit denen die Erfahrungen der Pflegenden und der Auszubildenden bei der Arbeit aufgegriffen und visualisiert werden können. Mit der Methode der szenischen Auseinandersetzung, die eigene sowie fremde Erlebnisse und Wünsche im Rollenspiel aufgreift, durch Verfahren, die die Wahrnehmung schärfen und die Vorstellungskraft steigern, wird die Bewusstwerdung, Veränderung oder Festigung von Einstellungen und

Haltungen bewirkt. In Standbildern oder auch Wortgefechten könnten sich die Pflegenden ihre Unsicherheiten und negativen Emotionen von der Seele spielen und reden. Sie könnten ihre Haltungen und Einstellungen mit anderen *laut* überdenken und so neuen Mut und Kraft schöpfen, sich mit den Tabuthemen der Pflegearbeit auseinander zu setzen. Dabei können sie Wege des Ausdrucks und der Bewältigung negativer Emotionen finden, die ihnen im Pflegealltag einen aufrichtigen und selbstbewussten Umgang mit Emotionen ermöglicht.

Literatur und Medien

Badura, Bernd; Litsch, Martin; Vetter, Christian (2000): Fehlzeitenreport 1999. Psychische Belastungen am Arbeitsplatz. Spriner, Berlin, New York, S. 72–89.

Badura, Bernhard (1990): Interaktionsstress. Zum Problem der Gefühlsregulierung in der modernen Gesellschaft, Zeitschrift für Soziologie, Jg. 19, Heft 5, S. 317–328.

Bartels, Hans (1998): Wie erleben Auszubildende ihre Arbeit? In: Die Schwester/Der Pfleger, 8/1998, S. 645–651.

Bartholomeyczik, Sabine; Müller, Elke (1997): Pflegeforschung verstehen. Urban und Schwarzenberg, München, Wien, Baltimore.

Benner, Patricia; Wrubel, Judith (1997): Pflege, Stress und Bewältigung. Gelebte Erfahrung von Gesundheit und Krankheit. Huber, Bern; Göttingen; Toronto; Seattle.

Burdach, Konrad (1987): Geschmack und Geruch. Huber, Bern, Stuttgart, Toronto.

Craemer-Ruegenberg, Ingrid (1994): Begrifflich-systematische Bestimmung von Gefühlen. Beiträge aus der antiken Tradition. In: Fink-Eitel, Hinrich; Lohmann, Georg (Hrsg.) (1993): Zur Philosophie der Gefühle. Suhrkamp, Frankfurt/M.

Dorsch, Friedrich (1998): Psychologisches Wörterbuch. 13.überarb. u. erweiterte Auflage, Huber, Bern, Göttingen, Toronto, Seattle.

Duden, (1997) Fremdwörterbuch (6. überarb. und erw. Aufl.), Dudenverlag Mannheim, Wien, Zürich.

Dunkel, Wolfgang (1988): Wenn Gefühle zum Arbeitsgegenstand werden. Gefühlsarbeit im Rahmen personenbezogener Dienstleistungstätigkeiten. In: Soziale Welt, Heft 1, S. 67–85.

Dunkel, Wolfgang (1994): Pflegearbeit- Alltagsarbeit. Eine Untersuchung der Lebensführung von AltenpflegerInnen. Lambertus, Freiburg im Breisgau.

Dützmann, Klaus-Peter (1999): Ekel in der Krankenpflege. Internetserver für Pflege. Abrufbar über: www.pflegenet.com/Stichwort „Facharbeiten und mehr"[Zugriff:27.08.01].

Elias, Norbert (1976): Über den Prozess der Zivilisation. Soziogenetische und psychogenetische Untersuchungen, 2 Bände, S. 201–230; 397–446, Frankfurt/M.

Fawcett, Jaqueline (1998): Konzeptuelle Modelle der Pflege im Überblick. 2. überarb. Auflage, Huber, Bern, Göttingen, Toronto, Seattle, S. 226–272.

Forschauer, Ulrike; Lueger, Manfred (1992): Das qualitative Interview zur Analyse sozialer Systeme. Wiener Universitätsverlag, Wien.

Friebertshäuser, Barbara (1997): Interviewtechniken – ein Überblick. In: **Friebertshäuser, Barbara; Prengel, Annedore** (Hrsg.) (1997) Handbuch qualitative Forschungsmethoden in der Erziehungswissenschaft. Juventa, Weinheim, S. 371–395.

Fuchs- Heinritz, W.; Lautmann, R.; Rammstedt, O.; Wienhold, H. (Hrsg.) (1994): Lexikon zur Soziologie. 3. überarb. Aufl., Opladen, Westdeutscher Verlag.

Gerhards, Jürgen (1988): Emotionsarbeit. Zur Kommerzialisierung von Gefühlen. In: Soziale Welt, Heft 1, S. 47–65.

Glaser, Barney; Strauss, Anselm (1967/1998): Groundet theory. Strategie qualitativer Forschung. Huber, Bern, Göttingen, Toronto, Seattle.

Göring, Katharina (2000): Entweihung und Scham. Grenzsituationen in der Pflege alter Menschen. 2. Aufl., Marbuse-Verlag, Frankfurt/M.

Gosmann, Ulla (2001): Ekel. Die Macht einer unbeliebten Empfindung. In: Psychologie heute, Heft 11/2001, Weinheim, Beltz.

Gress, Giesela (1979): Psychopathologische Ausweitung des Ekelgefühls. Dissertation, Julius-Maximilians-Universität; Medizinische Fakultät, Würzburg.

Hanft, Angelika (1996): Zum Umgang mit Ekelgefühlen während der Ausbildung. Pflegeaktuell, Heft 2, S. 112–115.

Hochschild, Arlie Russel(1990): Das Gekaufte Herz. Zur Kommerzialisierung der Gefühle, Campus Verlag, Frankfurt/M., New York, S. 27–35; 53–72; 132–155.

Hofmann, Friedrich (1994): Arbeitsbedingte Belastungen des Pflegepersonals. Ecomed, Landsberg.

Holloway, Immy; Wheeler, Stephanie (1998): Qualitative Pflegeforschung. Grundlagen qualitativer Ansätze in der Pflege. Deut. Ausg. v. Strunk, Heike (Hrsg.), Ullstein Medical, Wiesbaden.

Izard, Caroll Ellis (1981): Die Emotionen des Menschen. Eine Einführung in die Grundlagen der Emotionspsychologie, 1. Aufl., Beltz, Weinheim, Basel.

Jank, Werner, Meier, Hilbert (2000): Didaktische Modelle, 7. Aufl., Frankfurt/M., S. 310–321.

Keller, Sabine (2000): Pflege: So organisieren Sie Hilfe, Stiftung Warentest, Berlin.

Kirsch, Mechthild (1995): Ekelgefühle in der Krankenpflege. In: Pflegezeitschrift, Heft 5, S. 264–268.

Klitzing-Naujoks, Waltraud (1995): Psychische Belastungen in der Krankenpflege, Vandenhoeck und Ruprecht, Göttingen, Zürich.

Koch-Straube, Ursula (1997): Zum Umgang mit Angst in der Pflege alter Menschen. In: **Görres, Stefan; Koch-Zadi, Dagmar; Maanen van, Hanneke; Schöller-Stint, Mechthild** (Hrsg.): Pflegewissenschaft in der Bundesrepublik Deutschland, Bremen, S. 345–353.

LoBiondo-Wood, Geri; Haber, Judith (1996): Pflegeforschung. Methoden, kritische Einschätzung, Anwendung. Deut. Ausg. v. Zegelin, Angelika (Hrsg.), Ullstein Mosby, Wiesbaden.

Martens, M.; Sander, K.; Schneider, K. (1996): Didaktisches Handeln in der Pflege. Dokumentation des 1. Kongresses zu Fachdidaktik der Gesundheit, Prodos, Brake.

Mayring, Phillip (1985): Qualitative Inhaltsanalyse. In: Jüttemann, Gerd (1985): Qualitative Forschung in der Psychologie. Grundfragen, Verfahrensweisen, Anwendungsfelder. Beltz, Weinheim, S. 187–211.

Menninghaus, Winfried (1999): Ekel. Theorie und Geschichte einer starken Empfindung. Suhrkamp, Frankfurt/M., S. 23–133.

Mertens, Wolfgang (1992): Kompendium psychoanalytischre Grundbegriffe, München.

Meyer, Wulf-Uwe (1999): Einführung in die Emotionspsychologie. 2., korrigierte Aufl., Huber Bern, Göttingen, Toronto, Seattle.

Mulke-Geisler (1990): Erfahrungsbezogener Unterricht in der Krankenpflege, Springer, Berlin, Heidelberg, New York.

Neuman, Betty (1990): The Neuman Systems Model: a Theory for Praktice. In: **Parker, Marilyn**: Nursing Theories in Practice. National League for Nursing, New York, S. 241–261.

Neuman, Betty (1998): Das System-Modell. Konzept und Anwendung in der Pflege. Lambertus, Freiburg.

Oelke, Uta (1998): Pflegepädagogik 2/1998, S. 42–46.

Oelke, Uta (2000): Schlüsselqualifikationen als übergreifende Bildungsziele einer gemeinsamen Pflegeausbildung. In: **Kriesel, Petra; Krüger, Helga; Piechotta, Gudrun; Remmers, Hartmut; Taubert, Johanna** (Hrsg.): Pflege lehren – Pflege managen. Eine Bilanzierung innovativer Ansätze, Marbuse-Verlag, Frankfurt/M., S. 151–164.

Overlander, Gabriele (1996): Die Last des Mitfühlens. Aspekte der Gefühlsregulierung in sozialen Berufen am Beispiel der Krankenpflege, Marbuse-Verlag Wissenschaft, Frankfurt/M.

Paseka, Angelika (1991): Gefühlsarbeit- eine neue Dimension für die Krankenpflegeforschung. In: Pflege. Die wissenschaftliche Zeitung für Pflegeberufe; 4. Jg.; Heft 3, S. 188–194.

Piechotta, Gudrun (2000): Hausarbeitsnah-sozialisiert oder beruflich-qualifiziert? Eine kritische Auseinandersetzung mit dem Konzept des „weiblichen Arbeitsvermögens", S.275/Fußnote. In: **Kühne- Ponesch, Silvia** (Hrsg.): Pflegeforschung. Aus der Praxis für die Praxis, Band 2: Pflegearbeit – Eine wissenschaftliche Herausforderung. Wien.

Pines, Ayala M.; Elliot Aronson; Ditsa Kafry (1985): Ausgebrannt: Vom Überdruss zur Selbstentfaltung; 2. Aufl.; Stuttgart, S. 121–192.

Polit, Denise; Hungler, Bernadette (1987) Nursing research. Principles and methods. 3. Aufl.London, Mexico City, New York, J. B. Lippincott Company.

Pschyrembel. Klinisches Wörterbuch (2002), 259. Aufl., de Gayter, Berlin, New York.

Reinhold, Gerd (Hrsg.) (1991): Soziologie-Lexikon. München, Wien.

Roth, Gerhard (2001): Fühlen, Denken, Handeln. Die neurobiologischen Grundlagen des menschlichen Handelns. Suhrkamp, S. 257–354.

Scheller, Ingo (1987): Erfahrungsbezogener Unterricht. Praxis, Planung, Theorie, 2. Aufl., Frankfurt/M.

Scheller, Ingo (1996): Erfahrungsbezogener Unterricht. In: Unterricht Pflege, Heft 2/1996, Prodos-Verlag, Brake.

Schmidt-Atzert, Lothar (1996): Lehrbuch der Emotionspsychologie. Kohlhammer, Stuttgart, Berlin, Köln.

Schmidt, Robert; Schaible, Hans-Georg (2000): Neuro- und Sinnesphysiologie. 4. Aufl., Springer, Berlin, New York.

Schröck, Ruth; Drerup, Elisabeth (Hrsg.) (1997): Pflegetheorien in der Praxis, Forschung und Lehre. Lambertus, Freiburg, S. 298–309, 358–370.

Schuster, Christian (1999): Achtung vor dem menschlichen Leben. Erfahrungen in der Krankenpflege. In: Dr. med. Mabuse, Nr. 121, 24. Jg., S. 38–42.

Schützendorf, Erich (1996): Ekel und Erregung. Konfrontation mit Sexualität in der Altenpflege. In: Altenpflege, Heft 5/1996.

Sowinski, Christine (1991): Stellenwert der Ekelgefühle im Erleben des Pflegepersonals. In: Pflege. Die wissenschaftliche Zeitung für Pflegeberufe; 4. Jg.; Heft 3, S. 178–187.

Sowinski, Christine (1999): Nähe und Distanz- Schamgefühl und Ekel. Pflege, eine grenzüberschreitende Dienstleistung. In: Dr. med. Mabuse, Nr. 121, 24. Jg., S. 43–46.

Sowinski, Christine; Behr, Renate (2002): Bundeseinheitliche Alten-pflegeausbildung. Kuratorium Deutscher Altenhilfe, Bundesministe-rium für Familie, Senioren, Frauen und Jugend (Hrsg.), Moeker Mer-kur, Köln

Springer Lexikon Pflege (2002) 2. völlig überarb. Aufl., Springer.

Strauss, Anselm; Corbin, Juliet (1996) Grounded Theory, Grundlagen Qualitativer Sozialforschung. Psychologie Verlags Union, Weinheim.

Stauss, A., Fagerhaugh; S., Suczek, B.; Wiener, C. (1980) Gefühls-arbeit. In: Kölner Zeitschrift für Soziologie und Sozialpsychologie, 32. Jg., S. 627–651.

Steinke, Ines (1999): Kriterien qualitativer Forschung. Ansätze zur Bewertung qualitativ-empirischer Sozialforschung. Juventa, Wein-heim, München.

Tewes, Uwe/Wildgrube, Klaus (Hrsg.) (1992): Psychologie-Lexikon, München, Wien.

Weinrich Harald (1993): Textgrammatik der deutschen Sprache. Dudenverlag, Mannheim, Leipzig, Wien, Zürich; S. 829–859.

Wittneben, Karin (1991): Pflegekonzepte in der Weiterbildung zur Pfle-gelehrkraft. Über die Voraussetzungen und Perspektiven einer kri-tisch-konstruktiven Didaktik in der Krankenpflege. Frankfurt/Main.

Wittneben, Karin (1994): Pflegedidaktik als Integrationswissenschaft. In: **Schwarz- Grovers, Renate** (Hrsg.) (1994): Standortbestimmung Pflegedidaktik. Referate zum 1. Internationalen Kongress zur Didak-tik in der Pflege. S. 23–35, Aarau.

Witzel, Andreas (1982): Verfahren der qualitativen Sozialforschung. Überblick und Alternativen, Frankfurt a. M.

Witzel, Andreas (1996): Auswertung problemzentrierter Interviews. Grundlagen und Erfahrungen. In: **Rainer Strobel; Andreas Bötti-ger** (Hrsg.) Wahre Geschichten? Zur Theorie und Praxis qualitativer Interviews, S. 49–76, Baden-Baden.

Witzel, Andreas (2000): Das problemzentrierte Interview. Forum Qualitative Sozialforschung/Forum Qualitative Social Research [Online Journal], 1 (1) Abrufbar über: http://qualitative-research.net/fqs [Zugriff: 03.05.00].

Wolf, Ursula (1994): Gefühle im Leben und in der Philosophie. In: **Fink-Eitel, Hinrich; Lohmann, Georg** (Hrsg.) (1993): Zur Philosophie der Gefühle. Suhrkamp, Frankfurt/M.

Weitere Medien

Wassmann, Claudia (1998) Fernsehsendung: Ekel. Geschichte eines Gefühls. 14.12.1998, Südwest 3.

Stark, Rudolf (2001) Interview. Das ist ja ekelig – über ein unangenehmes Gefühl. Serie: Lebensart – Sinn und Seele. 05. September 2001, WDR 5, Köln.

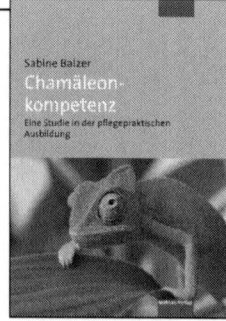
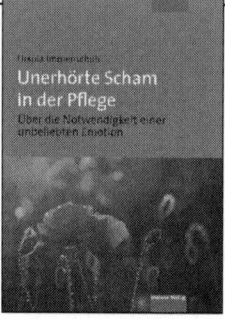
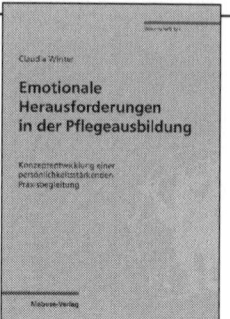

Sabine Balzer

Chamäleonkompetenz

Eine Studie in der pflegepraktischen Ausbildung

376 S., 49,95 Euro
ISBN 978-3-86321-392-3

Im Fokus der Studie stehen die Strategien der Praxisbewältigung von PflegeschülerInnen im Spannungsfeld zwischen Anpassung und Widerstand, die mit der sozialwissenschaftlichen Methode der Habitushermеneutik rekonstruiert und erklärt werden, um Bildungsprozesse zu erschließen und pädagogisch-didaktische Konsequenzen abzuleiten.

Ursula Immenschuh

Unerhörte Scham in der Pflege

Über die Notwendigkeit einer unbeliebten Emotion

184 S., 29,95 Euro
ISBN 978-3-86321-537-8

Schamgeschichten werden, wenn überhaupt, hinter vorgehaltener Hand erzählt. Doch die Scham hilft uns, unser soziales Zusammenleben zu gestalten. Nur wenn die Gefühlsarbeit einen zentralen Stellenwert bekommt, kann würdevolle Pflege geleistet werden. Anhand der beruflichen Realität von Pflegekräften wird sichtbar, welche Folgen die Verdrängung oder Bagatellisierung von Gefühlen haben kann, und wie nah Scham, Würde und Verantwortung beieinander liegen.

Claudia Winter

Emotionale Herausforderungen in der Pflegeausbildung

Konzeptentwicklung einer persönlichkeitsstärkenden Praxisbegleitung

296 S., 39,95 Euro
ISBN 978-3-86321-535-4

Die praktische Pflegeausbildung stellt Auszubildende vor emotionale Herausforderungen, wenn sie – oft zum ersten Mal – mit Leid, Krankheit, Sterben und Tod sowie mit Gefühlen wie Verzweiflung, Angst und Trauer konfrontiert werden. Solche Erfahrungen prägen beruflich wie persönlich. In dieser qualitativen Studie entwickelt Claudia Winter ein persönlichkeitsstärkendes Praxisbegleitungskonzept.

Jetzt beim Mabuse-Buchversand kaufen!
– portofrei innerhalb Deutschlands –
bestellen@mabuse-buchversand.de
www.mabuse-buchversand.de

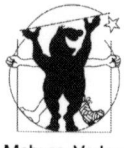

Mabuse-Verlag

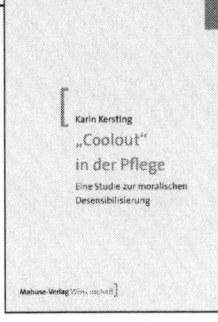 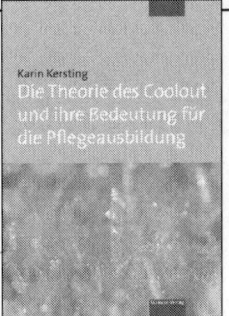 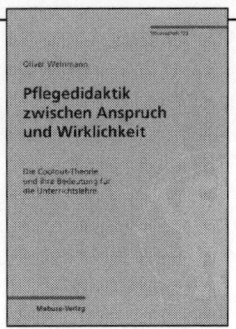

Karin Kersting

„Coolout" in der Pflege

Eine Studie zur moralischen Desensibilisierung

322 S., 39,95 Euro
ISBN 978-3-940529-99-2

Aus dem Widerspruch zwischen pflegerischem Anspruch und der Wirklichkeit des Pflegealltags entwickeln PflegeschülerInnen und examinierte Pflegekräfte Strategien der Kälte. Sie lernen hinzunehmen, wogegen sie angehen müssten, weil es dem widerspricht, was sie verwirklichen wollen. Thema des Buches sind das Scheitern des pflegerischen Anspruchs in der Praxis und die Strategien, die dabei helfen, auch im Scheitern an diesem Anspruch festzuhalten.

Karin Kersting

Die Theorie des Coolout und ihre Bedeutung für die Pflegeausbildung

301 S., 39,95 Euro
ISBN 978-3-86321-285-8

Nach der Erststudie „Coolout in der Pflege" präsentiert dieser Band neue Studien zur beruflichen Situation der PflegepädagogInnen und PraxisanleiterInnen. Diese finden sich ebenso wie Pflegekräfte und Auszubildende in der Pflege mit dem unauflösbaren Widerspruch zwischen Patientenorientierung und ökonomischen Zwängen konfrontiert. Die Ergebnisse werden im Zusammenhang mit ausgewählten Anleitungs- bzw. didaktischen Konzepten diskutiert.

Oliver Weinmann

Pflegedidaktik zwischen Anspruch und Wirklichkeit

Die Coolout-Theorie und ihre Bedeutung für die Unterrichtslehre

131 S., 24,95 Euro
ISBN 978-3-86321-558-3

Oliver Weinmann verknüpft die Theorie des Coolout mit dem pflegedidaktischen „Modell der multidimensionalen Patientenorientierung" (Wittneben) und erweitert dieses. Anhand eines Fallbeispiels zeigt er, wie die Versorgungsrealität, die dem pflegefachlichen Anspruch entgegensteht, systematisch in pflegedidaktische Konzepte eingearbeitet werden kann.

Jetzt beim Mabuse-Buchversand kaufen!
– portofrei innerhalb Deutschlands –
bestellen@mabuse-buchversand.de
www.mabuse-buchversand.de

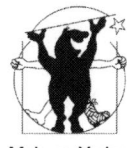

Mabuse-Verlag

MABUSE-BUCHVERSAND

Buchhandlung für alle Gesundheitsthemen

- Wir senden jedes lieferbare Buch portofrei zu!
- Bestellen Sie bequem über unseren Online-Shop oder nutzen Sie unsere kompetente Beratung am Telefon.
- Mit Ihrer Direktbestellung unterstützen Sie den unabhängigen Buchhandel und fördern die gesundheitspolitische Arbeit unserer Zeitschrift *Dr. med. Mabuse* und des Mabuse-Verlages.
- Für Schulen, Ausbildungsinstitute und Bibliotheken bieten wir Ihnen einen zuverlässigen Service. Lassen Sie sich ein Angebot machen.

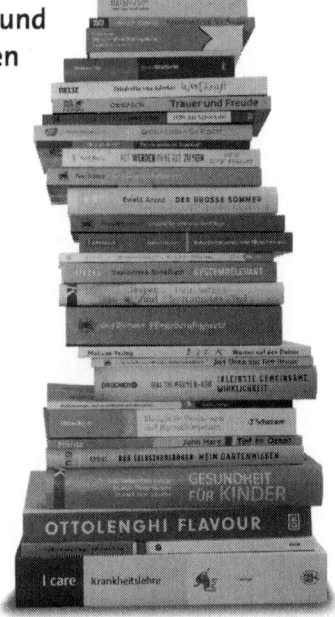

Mabuse-Buchversand

Postfach 90 06 47
60446 Frankfurt am Main
Tel.: 069 – 70 79 96-16
Fax: 069 – 70 41 52
bestellen@mabuse-buchversand.de
www.mabuse-buchversand.de